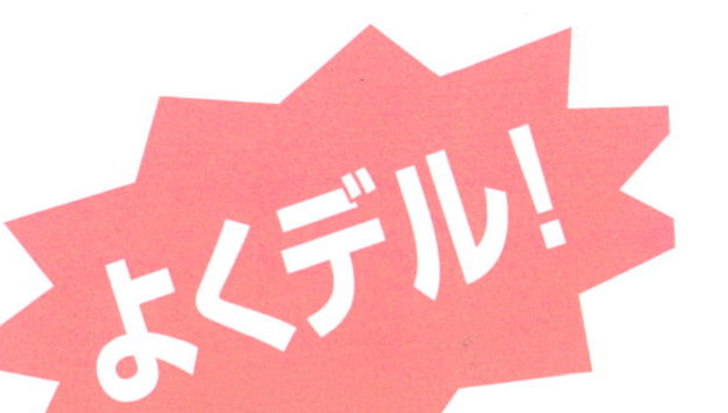

歯科衛生士国試の必須知識

社会歯科

歯科衛生士国試問題研究会／編

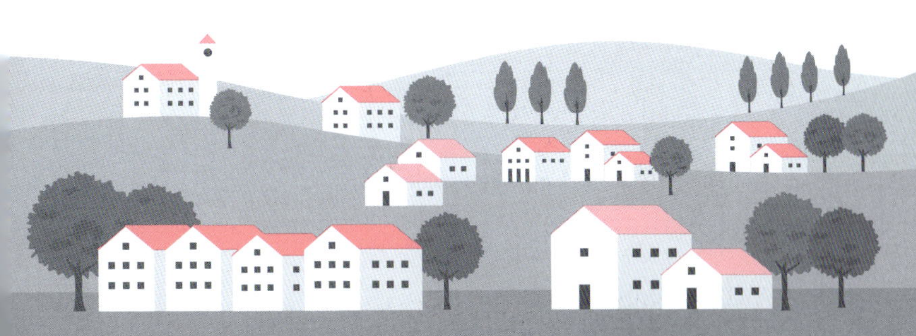

医歯薬出版株式会社

This book is originally published in Japanese
under the title of :

YOKU DERU! SHIKAEISEISHIKOKUSHI NO HISSU CHISHIKI SHAKAISHIKA

(Indispensable knowledge for Dental Hygienist Licensing Examination, Social Dentistry.)

Editor :

Society for Dental Hygienist Licensing Examination

ISHIYAKU PUBLISHERS, INC.
7-10, Honkomagome 1 chome, Bunkyo-ku,
Tokyo 113-8612, Japan

序文

この本は，歯科衛生士国試の出題基準「歯・口腔の健康と予防に関する人間と社会の仕組み」の分野に関する学習書です．いままでの国試問題の内容を考慮して，受験生の学習書として作成しました．

この分野は，暗記中心で解答が得られるだけではなく，計算式に基づいて解答を求める，また，問題から得られる事項を解釈して解答を求める問題が多くあります．このため，受験生によっては得意と不得意にわかれる分野です．

この分野の問題数は国試問題の約 15%を占めます．また，午前，午後ともに出題が試験の前半部分にあり，この分野を苦手とするか得意とするかで，試験中の心の持ち方にも影響します．

このようなことを考えると，この分野の問題に自信を持つことが，国試征服の鍵となります．このあとに，本書の使い方が示されています．受験生一人ひとりがそれぞれにあった活用の仕方で活用し，国試合格を勝ち取ってください．

2018 年 8 月

歯科衛生士国試問題研究会

よくデル！
歯科衛生士国試の必須知識　社会歯科
CONTENTS

産業歯科保健・産業保健

成人・高齢者歯科保健・成人・高齢者歯科保健

Ⅸ 保健・医療・福祉の制度 ……166

概要

法規

医療の動向

社会保障

本書の使い方

●本書は，歯科衛生士国家試験出題基準の大項目・小項目をベースにして作成されています．

国家試験によくでる項目に重点をおき，「**必須知識**」「**発展知識**」「**練習問題**」で構成しています．

必須知識 では，国試受験者が必ず覚えておくべき各単元の欠かせない知識をコンパクトに示しています．ここでは，さらに高頻度で出題される重要な知識を『**よくデル！**』としてわかりやすく示しました．また，『**POINT！**』では，理解をするうえでのポイントを簡潔にまとめました．

発展知識 では，「必須知識」に加えた関連する知識をまとめ，応用問題にも対処できるようにしました．また，『**PLUS α**』では，近年の出題傾向からさらに身につけることが解答の確実性を増す知識を示しました．

練習問題 は、それぞれの項目についての過去の国試問題を集め，ここでは代表的な問題をあげました．それぞれの項目においてどのような形で出題されやすいか，つかむようにしましょう．

練習問題は，いままでの受験勉強以前の学習がどのくらいできているか判断する材料として，本文を読む前に解いてもかまいません．一般的には，「必須知識」や「発展知識」を学んだ後に解いて，理解度をはかることもできます．活用方法は，さまざまです．

●国家試験で出題される用語や特に大切な事項については，赤字で示してあります．赤字の用語などについても，その意味をしっかり覚えましょう．

受験生それぞれの使い方の例

●自分の力を試す時間のある受験生へ

まず「練習問題」を行い，いまの力で解けた項目とほとんど解けなかった項目に区別します．

練習問題でできなかったすべての項目について，「必須知識」を学び，そのうえでもう一度「練習問題」を解き，「必須知識」が理解できたら，「発展知識」に移行し同様にして「練習問題」を行いましょう．

●学習時間が限られた受験生へ

「必須知識」の項目だけをすべて学び，「練習問題」を行って，できなかった項目については，もう一度問題に関する「必須知識」を読み確認することをくり返します．できた項目については「発展知識」を読み理解するとよいでしょう．

●一つひとつ進めたい受験生へ

「必須知識」「発展知識」の順で読み，理解度を「練習問題」で確認します．理解度が十分ではないところについては「必須知識」「発展知識」をふり返り，再度「練習問題」を行います．これを繰り返すと効果的です．

よくデル！

歯科衛生士国試の必須知識

社会歯科

歯科衛生士国試問題研究会／編

健康に関する戦略

必須知識

WHO（世界保健機関）はその憲章前文で，「健康」を「身体的・精神的・社会的に完全に良好な状態であり，たんに病気あるいは虚弱でないことではない」と定義している（p.85 参照）．具体的戦略として，1986 年に世界保健機関の第 1 回健康づくり国際会議（カナダ，オタワ）で採択されたのが健康づくりのためのオタワ憲章である．会議の名称が，ヘルスプロモーション国際会議であり，その内容として健康づくりに向けた 5 つの活動領域（1．保健政策の制定　2．支援環境の整備　3．地域活動の強化　4．個人技術の開発　5．ヘルスサービスの見直し）が確認された（表）．具体的には個人，地域社会，保健の専門家，保健医療機関と政府が健康を追求するためのヘルスケアシステムを構築し，協力しあうことを提唱している（p.88 参照）．

表　健康づくりに向けた 5 つの活動領域

5 領域	内容
保健政策の制定	ヘルスプロモーション政策は，法律，財政手段，税，組織上の改変を含む，多様な相互補完的なアプローチの組み合わせである．
支援環境の整備	健康づくり戦略の視点から，相互に支援し，維持し，推進することが必要であり，互いに助け合い，自らのコミュニティや自然環境を大切にする．
地域活動の強化	地域の発展は，人的・物質的資源を通じて自立と社会的支援を充実させ，住民参加を推進し，保健課題に取り組む柔軟な制度の整備を含む．
個人技術の開発	個人や社会の発展を支援する．また，慢性疾患や外傷への心配を緩和することが，重要で，これを学校，家庭，職場，地域の現場において促進する．
ヘルスサービスの見直し	保健医療サービスの見直しには，医師の教育と訓練を転換し，疾病の予防と健康づくりのためのヘルスリサーチに注目することが必要．

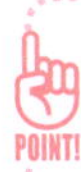

①ヘルスプロモーションの枠組みが決められたことが，オタワ憲章の最大の意義．②ヘルスプロモーションは「人々が自らの健康をコントロールし，改善することができるようにするプロセスである」．

発展知識

わが国では，現在国民健康づくり対策として，21 世紀における国民健康づくり運動「健康日本 21（第2次）」が進められている．詳細は p.120 に示す．

練習問題

問 1　ヘルスプロモーションの概念に基づく活動はどれか．　〔2010- 午前 24〕

a 初期医療の充実　　b 代替療法の普及

c 高度先進医療の推進　　d 健康を支える環境づくり

解答　d

口腔の機能と全身

必須知識

口腔の機能は，生きる基本である噛んで食べる食生活に関連して，食品を摂食・咀嚼・嚥下し，腸管からの栄養摂取におおいに貢献をする．社会生活のためには発音・発声を通じて会話を行っている．口腔内に疾患がある場合，食生活もコミュニケーションも不十分になりがちである．それだけでなく，口腔の二大疾患であるう蝕や歯周病を予防して口腔内を清潔に保つことは，口腔内の健康や機能を維持するだけでなく，全身の健康と関連性を有していることが解明されてきた．口腔細菌は口腔感染症だけでなく，誤嚥性肺炎や循環器疾患，糖尿病や妊娠にまで影響を及ぼす．特に歯周病原性細菌の炎症反応と全身への影響ならびに糖尿病・肥満などのメタボリックシンドローム（p.115 参照）との密接な関わりは，全身の健康と口腔とは無関係ではない（表）．また，歯周病治療を含め，多くの歯科処置が菌血症を起こし，まれに細菌性心内膜炎を引き起こすと考えられている．

表　歯周病関連と全身への悪影響

項目	関係性
歯周病原性細菌と誤嚥性肺炎	歯周病原性細菌が唾液と一緒に誤嚥され，下気道に流入し，特に高齢者の誤嚥性肺炎・肺炎由来の発熱の原因となる
歯周病と糖尿病	歯周病は糖尿病の合併症の１つであり，また同時に歯周病が糖尿病の病態を悪化させる関係にある
歯周病と肥満	肥満は糖尿病の最大のリスク因子である．したがって，肥満もまた歯周病と関連を有している．さらに，肥満を含むメタボリックシンドロームとも関連性があると考えられている
歯周病と出産	歯周病の悪化によって早産・低体重児出産と関連している
歯周病と血管疾患	歯周病原性細菌が血行性に生体内に侵入し，血管病態の発生・進展に関与している．心血管系疾患との可能性が指摘されている

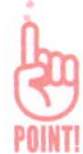

①口腔と全身の健康の密接な関わりを有していることが明らかとなってきた.
②口腔疾患や口腔内常在菌が全身の健康を害する要因となっていることが, 最近になって解明されている.

発展知識

誤嚥性肺炎は口腔・咽頭に常在している細菌が, 唾液と一緒に誤嚥されることが原因となる. 誤嚥は嚥下反射や咳反射が低下すると起こるので, 高齢者や脳血管疾患があると発現しやすい. 口腔内では, プラーク（歯垢), デンチャープラーク由来, さらにポケット内, 舌背, 咽頭などに細菌がバイオフィルムを形成している. これら不潔性のバイオフィルム形成細菌が, 付着部位から剥離して唾液と一緒に誤嚥され, 肺に到達し, 発熱や咳を伴う肺炎を発症する.

練習問題

問 1　下線部分で正しいのはどれか. 2 つ選べ. 〔2009- 午前 38〕

誤嚥性肺炎は, 唾液①が食道②に流入することで起こり, 体温低下③や呼吸機能低下④の症状を示す.

a ①　　b ②
c ③　　d ④

解答 a,d

問 2　歯周病原細菌により引き起こされる可能性があるのはどれか. 〔2017- 午前 73〕

a 菌血症　　b 自臭症
c 骨粗鬆症　　d 遺伝性歯肉線維腫症

解答 a

問 3　歯周病と双方向のリスクが考えられるのはどれか. 〔2017- 午後 73〕

a 糖尿病　　b 誤嚥性肺炎
c 虚血性心疾患　　d 低体重児出産

解答 a

歯の形成と萌出時期／食行動と食機能の発達

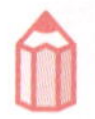

必須知識

乳児の成長発育に伴って，生後 5,6 か月頃に歯が萌出し，食物にも興味を示すようになり，離乳が開始する．歯の萌出と口腔機能の発達は相互に関連性がある．歯の萌出は生後であるが，歯の形成は，歯種によって妊娠期間中ならびに出生時である．そして特徴的なことは，3 歳までに乳歯の萌出や永久歯の形成が行われる．乳歯はすべての歯が出生前に歯胚形成を開始し，しかも石灰化も開始されている．永久歯は一部（第一大臼歯と前歯部）のみ出生前に歯胚形成を開始し，出生時ただちに第一大臼歯だけが石灰化を開始する．また，出生時に第一小臼歯の歯胚形成が開始される．そして 1 歳には乳歯の前歯が萌出を開始し，永久歯の前歯部（切歯～犬歯まで）が石灰化を開始する．3 歳までに乳歯の萌出が完了し，第一大臼歯の歯冠部の石灰化も完了する（表）．

表　歯の形成や萌出に関するおもな出来事（妊娠期から乳幼児期）

時期	歯種	歯の形成・萌出に関する出来事
出生前	乳歯	すべての乳歯は歯胚形成を開始 すべての乳歯は石灰化を開始
	永久歯	第一大臼歯と前歯（中切歯から犬歯）は歯胚形成を開始
出生時	永久歯	大一大臼歯だけが石灰化を開始 第一小臼歯が歯胚形成を開始
1 歳児	乳歯	乳前歯が萌出を開始
	永久歯	永久前歯が石灰化を開始
3 歳児	乳歯	すべての乳歯は萌出を完了
	永久歯	第一大臼歯の歯冠部の石灰化が完了

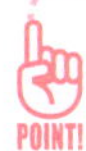

①歯の形成は，歯種によって妊娠期間中ならびに出生時，そして3歳までに乳歯や永久歯の特徴的な形成や萌出が行われる．②歯の萌出に伴う疾患として，リガ・フェーデ病が知られている．先天性歯や早期萌出の下顎乳前歯により舌下面の舌小帯部に潰瘍を形成する．疼痛のため授乳や食物摂取が困難となる．

発展知識

歯の萌出は食行動や食機能の発達，特に離乳とは関連がある．離乳の開始とは，なめらかにすりつぶした状態の食物を初めて与えたときをいうが，その時期は生後5，6か月頃で最初の乳歯の萌出時期（下顎乳切歯）にあたる．生後7，8か月頃からは舌でつぶせる固さのもの，生後9か月頃から，歯ぐきでつぶせる固さのものを与える．この時期は，乳前歯が萌出を開始する直前に相当し，歯ぐきを使って噛む動作が上手になっていく．離乳の完了とは，形のある食物を噛みつぶすことができるようになり，エネルギーや栄養素の大部分が主食から摂れるようになった状態をいう．その時期は生後12か月から18か月頃である．

練習問題

問1　胎生7週の顔面構造を図に示す．上顎突起はどれか．　〔2017-午前52〕

a ①　　b ②

c ③　　d ④

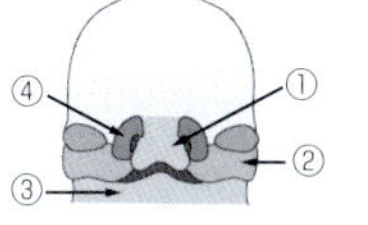

解答 b

問2　出生時に歯胚形成が開始されるのはどれか．　〔2011-午前16〕

a 第二乳臼歯　　b 中切歯

c 第一小臼歯　　d 第一大臼歯

解答 c

問3　萌出直後のエナメル質を成熟させるのはどれか．　〔2011-午前18〕

a Na^{+}　　b Ca^{2+}

c Mg^{2+}　　d Cl^{-}

解答 b

口腔内の微生物の変化

必須知識

プラーク（歯垢）形成の初期に関係する菌（早期定着細菌）は，口腔内常在微生物のうち，おもに好気性菌（*Neisseria*，*Nocardia*）や通性嫌気性菌など（口腔レンサ球菌やアクチノミセス；*Streptococcus*，*Actinomyces*）である．数日間経過すると，偏性嫌気性球菌（*Veillonella*）が増加し，さらに，形成後 1 週間以上になると菌（後期定着細菌）は，偏性嫌気性桿菌（*Fusobacterium*，*Prevotella*，*Porphyromonas*）が増加してくる．通性嫌気性菌の *Streptococcus* はプラークの成熟度に関係なく早期から後期まで数が最も多く存在する．

成熟した歯肉縁上プラークは，表層部には *Neisseria* などの好気性菌が，歯面に接する深層部には *Veillonella* や *Fusobacterium* などの偏性嫌気性菌が優勢な状況になる（表 1）．

表 1　プラーク形成に関係する菌の特徴

形成時期	菌の種類と特徴
早期定着細菌 ↓ 経時変化 後期定着細菌	好気性菌：エネルギー生成のため，酸素を利用して糖や脂質を酸化しエネルギーを得る菌． 微好気性菌：酸素を利用するが，ほんのわずかな濃度の酸素でエネルギーを生成できる菌．
	通性嫌気性菌：酸素が存在する場合には好気的にエネルギーを生成するが，酸素がない場合においても発酵によりエネルギーを生成できる菌．
	偏性嫌気性菌：酸素のない状況でのみエネルギーを生成できる菌．
	経時変化によって，プラークは複雑な相互作用を及ぼし，表層部深層部では異なる細菌構成へと移行するようになる．

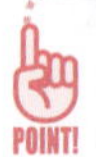

①歯の表面に口腔内細菌が直接付着しているわけではなく，ペリクルを介してプラーク細菌が付着する．②プラークの形成が早期定着細菌から始まる．③不溶性の菌体外多糖体や唾液タンパク質などが多種多様な菌の間隙を埋めると，本格的なバイオフィルムの完成である．

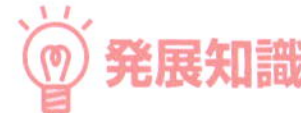

プラークは歯冠部ではう蝕の好発部位である歯頸部，隣接面，咬合面の歯面に，あるいは，ポケット内では歯根面に付着しているのでバイオフィルムの一種（**表2**）である．バイオフィルムの内部の細菌群には生体の防御機構がおよびにくく，また，抗菌薬などが浸透しにくいという特徴をもち，そのままでは防御機構や薬効が発現しにくい．う蝕，歯周病の予防や治療には，まずは機械的に除去し，その後，化学的に抗菌薬などを作用させることが必要である．

表2　バイオフィルム形成に至る歯面上の特徴

	歯面上の経時変化
歯面清掃直後	睡眠中の糖タンパク質が清潔なエナメル質表面に吸着
経時変化 ↓	有機質被膜であるペリクルの形成（厚さ 1μm 未満，無細胞，無構造，無菌）
	口腔内細菌の選択的吸着（プラーク形成の起点）
プラークの成熟	口腔内細菌（70〜80%）とその間隙を埋める歯垢間質（20〜30%；マトリックスともよばれ，不溶性の菌体外多糖体であるグルカンや唾液に由来する糖タンパク質）からなる成熟プラークの形成
バイオフィルム	自ら動かない物の表面に，細菌が産生する糖タンパク質（グリコカリックス）で覆われ守られた環境で生活をしている細菌の集合体であるバイオフィルムを形成

練習問題

問1　歯垢形成における初期から成熟期にかけての細菌の構成比で増加するのはどれか．2つ選べ．
〔2014-午後 20〕

a 球　菌
b 好気性菌
c 運動性菌
d グラム陰性菌

解答　c,d

唾液とその働き

必須知識

唾液は口腔の機能である摂食・咀嚼・嚥下，そして発音機能を日常的に行うために必要な分泌液である．唾液は日常生活で食べること，話すことを通じてQOLの保持にもその機能を発揮する．また，唾液には口腔内の感染に対する防御機構も備わっており，口腔の健康や全身の健康維持にも関与している．唾液の主な作用と，作用を可能にしている成分については表の通りである．

よくデル！　**表　唾液の主な作用**

種類	作用	作用成分
潤滑作用	口腔粘膜を濡れ・湿潤した状態に保ち，機械的（粗糙感等），物理的（温熱等），化学的（酸・アルカリ等）刺激から粘膜を保護する． 発音や，咀嚼，嚥下を補助する． ムチンが水を含有する構造で粘膜表面からの脱水を抑制する．	主に唾液ムチン，プロリンリッチ糖タンパク，水分
抗菌作用	細菌の接着やコロニー形成を妨げたり（特異的作用），口腔細菌が産生する過酸化水素の毒性作用の無力化，微生物の発育を阻害する（非特異的作用）などの抗菌的な働きをもつ．	特異的作用：分泌型免疫グロブリン：sIgA 非特異的作用：ペルオキシダーゼやラクトフェリン，リゾチーム
緩衝作用	口腔内のpHをコントロールし中性領域に維持し，歯が脱灰される時間を短縮する． （重炭酸 HCO_3^- イオンが水素イオン（酸）をキャッチし，炭酸を経由して水と二酸化炭素に分解し，$H_2CO_3 \rightarrow H_2O + CO_2$ 酸を消費する）	主に重炭酸塩，タンパクや，リン酸塩
再石灰化作用	唾液は歯質ハイドロキシアパタイト［$Ca_{10}(PO_4)_6(OH)_2$］と共通のCa/Pイオンを過飽和に含んでおり，イオンで飽和した溶液（液体エナメル）が脱灰したミネラルの修復的環境をつくり，歯の脱灰を抑制し，再石灰化時を促進する． フッ化物イオンは脱灰で失われたミネラルの回復を促進し，歯質を耐酸性にする	糖タンパクによるリン酸カルシウム塩の過飽和な濃度を維持

洗浄作用	唾液に溶解することで，物質の濃度を希釈したり，嚥下誘発によって発酵性糖質などが口腔内から胃に移動し物質の濃度が減少することで，口腔環境の自浄性が保たれる．安静唾液や刺激唾液の水分が貢献する	唾液水分量とその分泌速度
消化作用	消化酵素アミラーゼが存在し，デンプンの消化作用がある．	唾液アミラーゼ
味覚作用	唾液に溶解した食品の成分が味蕾と反応することで味覚を伝える．	唾液水分量と低電解質濃度

POINT! 唾液は単なる水分ではない．ミネラルやタンパク質を含んでいる．主な作用には，それを可能にしている成分がある．

発展知識

ミネラルの回復を意味する再石灰化と似た現象に「エナメル質の成熟」がある．再石灰化は脱灰した歯質がミネラルを回復する反応である．一方，エナメル質の成熟は萌出直後の健全な歯質表面が唾液環境に順応する過程でミネラルを獲得する現象である．脱灰とは無関係である．

練習問題：

問 1　唾液の機能と成分の組合せで正しいのはどれか．1 つ選べ．　〔2021- 午前 16〕

a 緩衝作用――分泌型 IgA　　b 抗菌作用――リゾチーム

c 潤滑作用――アミラーゼ　　d 消化作用――ムチン

解答　b

問 2　唾液成分で歯質保護作用を持つのはどれか．　〔2019- 午前 16〕

a アミラーゼ　　b チオシアン塩

c 糖タンパク質　　d ペルオキシダーゼ

解答　c

問 3　唾液の緩衝能を担うのはどれか．2 つ選べ．　〔2013- 午前 23〕

a 酢酸塩　　b リン酸塩

c 重炭酸塩　　d クエン酸塩

解答　b,c

プラーク(歯垢)の付着しやすい口腔や歯の状態／歯肉縁上・縁下の付着物や沈着物

必須知識

う蝕原性細菌として知られている *Streptococcus mutans* はショ糖から粘着性のある非水溶性グルカンを菌体外に産生し，歯面やプラーク（歯垢）に付着する．水ですすぐだけではプラークは除去できないので，機械的な清掃となる PMTC や口腔清掃が必要となる．プラークは，歯面のうち口唇や頬粘膜と接しにくく，咀嚼による自浄作用の及びにくい部位や，未使用状態が長期に続く軟組織表面には，特に残りやすい（**表 1**）．

口腔（歯・軟組織）に付着する付着物・沈着物には，う蝕や歯周疾患の

表 1　プラーク（歯垢）の付着しやすい主な部位と口腔や歯の状態

好付着部位や状況	口腔や歯の状態（主な理由）
特異的な歯冠歯面	1．う蝕の好発部位と同じ，咬合面小窩裂溝部，歯間空隙のない隣接面，歯頸部．（咀嚼による自浄能が及びにくい部位） 2．歯列不正や不正咬合がある歯の各歯面 （咀嚼による自浄能が及びにくい部位，口腔清掃が不十分） 3．萌出途上の大臼歯咬合面（半埋伏で近心傾斜状態の歯，歯肉弁が一部覆うため，歯ブラシが届きにくい，咀嚼による自浄能が及ばない） 4．対合歯のない歯の咬合面（咀嚼による自浄能が及びにくい） 5．歯肉が腫脹している歯頸部（仮性ポケット形成があるため口腔清掃が不十分）
歯根露出のある歯面	1．根面う蝕の好発部位と同じ，歯根隣接面や歯頸部（咀嚼や唾液による自浄能が及びにくい，口腔清掃が不十分） 2．真性ポケット形成のある歯根面（セルフケアによる口腔清掃が不可能） 3．動揺歯の各歯面（口腔清掃が不十分，咀嚼や唾液による自浄能の低下）
軟組織の表面	1．舌表面の舌苔（廃用による自浄能の低下，咀嚼や唾液による自浄能が及びにくく口腔清掃が不十分）
特異な状況	1．口呼吸（口唇周囲の筋肉の弛緩による，咀嚼や唾液による自浄能の低下） 2．軟粘着性食品の嗜好（咀嚼や唾液による自浄能の低下）

原因となるプラーク以外にも，歯石や外来性色素沈着物，食物残渣，口腔粘膜からの剥離上皮細胞などさまざまな物質がある．歯石はプラークが石灰化し，リン酸カルシウムを主成分とした沈着物であり，歯肉縁上歯石と歯肉縁下歯石に区分される（表2）．

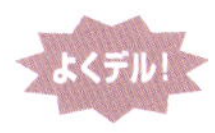

表2　歯肉縁上歯石と歯肉縁下歯石の主な特徴

	歯肉縁上歯石	歯肉縁下歯石
色調	淡黄色	黒褐色
硬さ	もろく取りやすい	硬い（セメント質と一体化している場合は取りにくい）
唾液との関連	大唾液腺の開口部付近の歯面に付着	歯肉溝滲出液との関連

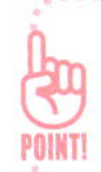

①プラークは歯面に非水溶性グルカンを介して付着しているので含嗽では除去できない．
②マテリアアルバは，剥離上皮細胞，細菌やその産生物を含む灰白色〜白色の無構造の塊である．含嗽によって取り除くことができる．
③歯石はプラークが石灰化したものであるので，ルートプレーニングやPMTCなどで取り除くことができる．

発展知識

厚く軟らかいマテリアアルバは，歯や歯肉上の堆積物であるので，口腔軟組織の運動，水分や繊維成分の多い食品の咀嚼，唾液分泌などによる自浄作用によって清掃可能である．プラークは歯面と非水溶性グルカンの粘着性によって付着しているので，適切な使用法の指導を受けた口腔清掃法で清掃可能である．歯石は専門器具や機器を用いた口腔清掃法で除去することが可能である．外来性色素沈着物（お茶やタバコなど）も，歯科専門職による口腔清掃による除去が必要である．

練習問題

問 1　ペリクルで正しいのはどれか．2 つ選べ．　〔2015- 午後 16〕

a 有機物を含まない．　b 形成に数日を要する．
c 歯面を物理的に保護する．　d 微生物の歯面への付着を促進する．

解答　c,d

問 2　歯肉縁下歯石で正しいのはどれか．2 つ選べ．　〔2015- 午後 17〕

a 歯肉へ物理的刺激を与える．　b 有機成分が 80%を超えている．
c 歯垢の pH が低いと形成されやすい．　d 血漿成分中のカルシウムで形成される．

解答　a,d

問 3　口腔の付着物・沈着物で正しいのはどれか．2 つ選べ．　〔2018- 午前 64〕

a 歯石の主成分はリン酸カルシウムである．
b 色素沈着は外来性と歯質内に着色するものがある．
c 歯垢は細菌と食物残渣からなる層状の構造物である．
d ペリクルは口腔粘膜に形成される透明な薄膜である．

解答　a,b

問 4　プラーク中の有機成分で最も多いのはどれか．　〔2019- 午後 64〕

a 微生物　b 血球成分
c グルカン　d 糖タンパク質

解答　a

問 5　口腔細菌の歯面への初期定着の状況を模式図に示す．
①の主成分はどれか．1 つ選べ．　〔2021- 午後 16〕

a 脂質　b 無機塩
c リポ多糖　d 糖タンパク質

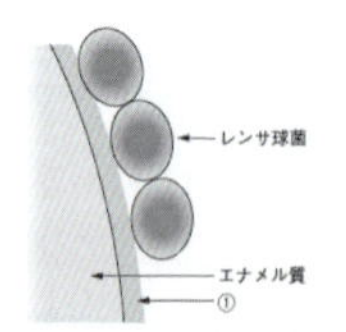

解答　d

口腔清掃法の種類と時期／自浄域と不潔域

必須知識

口腔の健康保持・増進のためには，口腔の二大疾患であるう蝕や歯周病の病因となるプラーク（歯垢），歯石などを除去して清潔に保つことが必須である．その方法には各種の口腔清掃法がある（表 1）．

歯面には，自浄域，可浄域，不潔域がある（表 2）．清掃不可能域は，他の清掃法を併用することで清掃効果をあげる．

表 1　口腔清掃法の種類

各種清掃法	特徴
自然的清掃法	頬粘膜・口唇や舌の動き，唾液分泌による水洗，咀嚼機能を発揮することで，また，水分を多く含んだ食品や繊維成分の多い食品は清掃性があり，その食品を摂取することで自然に清掃が行われる． 口腔の生理的機能を発揮している時期に合わせて自然に行われる．
人工的清掃法	個人が道具（電動を含む歯ブラシ，デンタルフロス，歯間ブラシ等）を用いて機械的・物理的に行う清掃である． 日常生活のなかで食事摂取後や就寝前に清潔の一環として日常的に行われる．
専門的清掃法（手術的）	歯科医師や歯科衛生士の専門家が器具を用いて行う，歯石除去（ルートプレーニングを含む），歯肉縁下プラークの除去を目的としたデブライドメント，さらに高度にシステム化された PMTC などである． 歯科医院で定期健診時に行われる．
化学的清掃法	プラーク形成を抑制するために抗菌剤や歯石沈着の抑制など薬効成分を含む製剤を用いて行う清掃である． 日常的に機械的・物理的にプラークを除去した後，併用されることが多い．

表２　歯面の清掃可能性と特徴

項目	特徴
自浄域	自然的清掃法で清掃される歯面（歯冠豊隆部，臼歯の咬頭，前歯の切縁，隆線・結節など）
可浄域	人工的清掃法で清掃可能な領域（歯頸部を含め平滑面，隣接面，深い小窩裂溝を除く咬合面，露出した歯根面）
清掃不可能域（不潔域）	専門的（手術的）清掃法によっても完全な清掃が不可能な清掃不可能域（不潔域に相当；深い小窩裂溝の底部，病的ポケット内の根面，露出した歯根の分岐部）

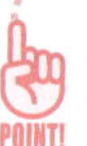

口腔清掃法は，①自浄作用との関連がある自然的清掃法，②個人が道具を用いて機械的・物理的に行う人工的清掃法，③専門家が行う専門的（手術的）清掃法，薬効成分を含む製剤による化学的清掃法に分類される．

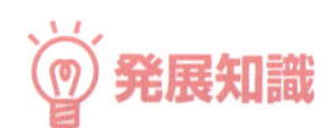

PMTC（Professional Mechanical Tooth Cleaning）の一環として，機械的に歯間部清掃を行うには，回転式，往復運動式コントラなどの専用の機器のほかにも，専用のブラシ，カップ，チップ，ペーストなどが必要である．似た表現にPTC（Professional Tooth Cleaning）がある．手技としてのPMTCは，①口腔衛生指導，②必要に応じてSRP，③専門家による歯面清掃（PMTC）を包含した概念として日本に紹介されたことからPTCが広義の，PMTCが狭義の概念ということになる．同じとする解釈もある．

練習問題

問１　口腔清掃法とその関連事項の組合せで正しいのはどれか．２つ選べ．

〔2017-午前17〕

a 自然的――咀嚼　　b 人工的――洗口
c 化学的――唾液　　d 手術的――食物の性状

解答　a,b

歯磨剤の種類とその成分・役割

必須知識

歯磨剤は基本成分と薬効成分から構成されている．化粧品歯みがき剤は基本成分だけからなり，医薬部外品歯みがき剤は基本成分に薬効成分が配合されている．基本成分とその作用（表 1），薬効成分とその作用（表 2）は異なるため，配合の組合せによって効能・効果が変わる．市販されている“歯みがき剤”は主に医薬部外品である．

よくデル！ **表 1　基本成分とその作用**

基本成分	主な物質	主な作用
研磨剤	リン酸水素カルシウム（2 水塩・無水塩），炭酸カルシウム，ピロリン酸カルシウム，無水ケイ酸など	歯垢や着色性沈着物の除去
発泡剤	ラウリル硫酸ナトリウムなど	口腔内への歯みがき剤の拡散と分散，界面活性作用による洗浄
湿潤剤	グリセリン，ソルビトール，プロピレングリコールなど	歯みがき剤の湿りと可塑性を与え，乾燥，固化の防止
粘結剤	カロボキシメチルセルロース，アルギン酸ナトリウムなど	研磨剤と液体との分離防止と粘性付与
香味剤	ペパーミント，メントール，サッカリンナトリウムなど	爽快な清涼感と香りや甘味の付与
着色料	食用色素	歯みがき剤の外観を整える
保存料	パラオキシ安息香酸，パラベン，安息香酸ナトリウムなど	歯みがき剤の変質防止

表 2　薬効成分とその作用

薬効成分	主な物質	主な作用
フッ化物製剤	モノフルオロリン酸ナトリウム（MFP），フッ化ナトリウムなど	う蝕の発生や進行の予防（脱灰抑制・再石灰化促進）
抗炎症剤	トラネキサム酸，グリチルリチン酸，リゾチームなど	歯周病予防（消炎，抗プラスミン）
抗菌剤	塩化ベンゼトニウム，塩化セチルピリジニウム，トリクロサンなど	殺菌・消毒し，う蝕予防
酵素剤	デキストラナーゼなど	プラーク（歯垢）分解，う蝕予防
消臭剤	銅クロロフィリンナトリウムなど	口臭予防
ミネラル沈着抑制	ピロリン酸ナトリウム，ポリリン酸ナトリウムなど	歯石沈着予防
タバコのヤニ除去	ポリエチレングリコールなど	ヤニ除去

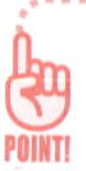

①歯みがき剤は基本成分だけの化粧品歯みがき剤と，②基本成分＋薬効成分が配合されている医薬部外品歯みがき剤の 2 種類がある．

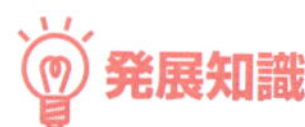

歯みがき剤の品質，機能，有効性や安全性については医薬品，医療機器等の品質，有効性及び安全性の確保等に関する法律（医薬品医療機器等法）で定めている．この法律で，歯みがき類（いわゆる化粧品の歯みがき剤）と薬効歯みがき類（いわゆる医薬部外品の歯みがき剤）に区別される．フッ化物配合歯磨剤中のフッ化物の配合濃度，1,000 ppm 以下というのもこの法律に基づいている．なお 2017 年にフッ素が 1,500 ppm を上限として配合された製品が厚生労働省に承認された．高濃度のフッ化物配合歯磨剤は販売にあたり 6 歳未満への使用は控えるなどの表示基準が設けられている．

練習問題

問1　歯磨剤の基本成分はどれか．　〔2015-午後 18〕

a 塩化ナトリウム
b アルギン酸ナトリウム
c ポリリン酸ナトリウム
d アズレンスルホン酸ナトリウム

解答　b

問2　歯磨剤の薬効成分で，う蝕予防と歯周病予防の両方の効能が期待できるのはどれか．　〔2017-午後 18〕

a 乳酸アルミニウム
b ピロリン酸ナトリウム
c ベンゼトニウム塩化物
d グリチルリチン酸二カリウム

解答　c

問3　歯磨剤の成分で，固体成分と液体成分が分離しないように配合されているのはどれか．1つ選べ．　〔2020-午前 17〕

a 研磨剤
b 粘結剤
c 発泡剤
d 保存料

解答　b

問4　ある歯磨剤に表示されている成分表の一部を示す．　〔2019-午前 17〕

研磨剤	無水ケイ素
湿潤剤	プロピレングリコール
発泡剤	ラウリル硫酸ナトリウム
粘結剤	アルギン酸ナトリウム
薬用成分	モノフルオロリン酸ナトリウム デキストラナーゼ

この歯磨剤が表示できる効能はどれか．2つ選べ．

a 歯がしみるのを防ぐ
b 歯肉からの出血を防ぐ
c 歯垢の沈着の予防および除去
d むし歯の発生および進行の予防

解答　c,d

う蝕疾患量の推移・現状（疫学）

必須知識

う蝕疾患量の現状とこれまでの推移を歯科疾患実態調査の結果から概観すると，幼児期ならびに青少年までの疾患量の減少とその後の年齢でのう蝕有病者率の高止まり傾向が見えてくる．

乳歯列期：2016 年（平成 28 年）の歯科疾患実態調査によれば，低年齢では減少傾向にあり，3 歳児のう蝕有病者率は 8.6% であり 30 年間でほぼ 1/8（1987 年 67%，1999 年 36%，2005 年 24%）になった．一人平均う歯数（dft 指数）の年次推移についても減少傾向は明らかである（図 1）．

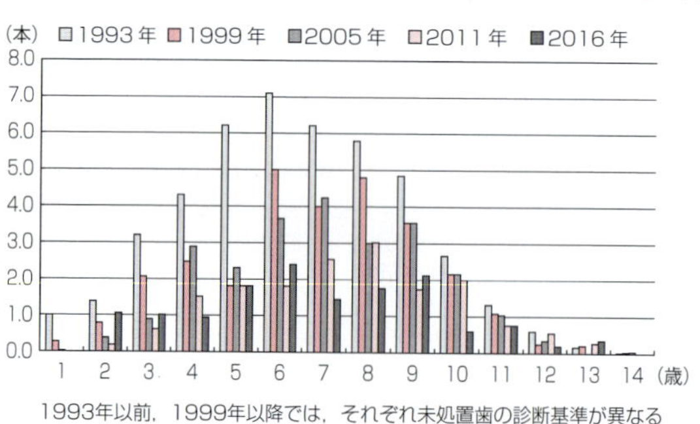

図 1　一人平均う歯数（dft）の年次推移（乳歯 1〜14 歳）

永久歯列期：永久歯においても 5〜10 歳の低年齢層では減少傾向にあるが 15 歳以上では依然として著しく高い状況にある．25 歳〜74 歳までのいずれの年齢群とも，最新のう蝕有病者率は 90% 以上である．また最新の喪失歯の状況は，減少傾向を示し 55 〜 59 歳の 1 人平均喪失歯数（男女の総数）は 3.1 本，65 〜 69 歳は 6.7 本，80 〜 84 歳で 12.9 本であるが，20 本以上の歯を有する者の割合は，80 〜 84 歳では 44.2%となり，10 年前の 2 倍に増えている．

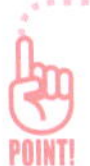

最近の歯科疾患実態調査の推移をみると，①疾患量の減少（乳歯列期の低年齢での明確な減少傾向，永久歯期においても低年齢群での減少傾向）と，②その後 20 歳以降の年齢でのう蝕有病者率の高止まり傾向を示している．

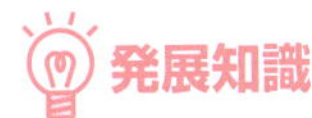

発展知識

疾患量の減少は，WHO の国際比較では永久歯について 12 歳児の一人平均う歯数（DMFT 指数）での比較が行われる．この指数は，そのための調査を実施し（統一された口腔診査器具，診断基準で）算出する．

一方，歯科疾患実態調査では統一された手法で診査を行うが，12 歳児の DMFT 指数を特別に集計，評価をしていない．また年々，参加対象者数が減少し続けている．学校保健統計調査は，毎年全国の一部の学校が抽出集計され，そこから全国平均値が報告されている．1998 年以降の経年変化は，順調に減少傾向が継続している．

練習問題

問 1 ある中学校 1 年生（30 名）の学校歯科健康診断の結果を表に示す．DMFT 指数はどれか． 〔2016-午前 21〕

	総数
現在歯数	780
未処置歯数	6
処置歯数	28
喪失歯数	2
要観察歯数	24

a 0.05
b 1.2
c 2.0
d 6.0

解答　b

問 2　学校保健統計調査（平成 30 年）による，むし歯のある者の割合の年齢変化を図に示す．グラフが N 字曲線を呈する要因はどれか．1 つ選べ 〔2021-午前 21〕

a 飲食習慣
b 乳歯の交換
c 歯口清掃習慣
d フッ化物応用

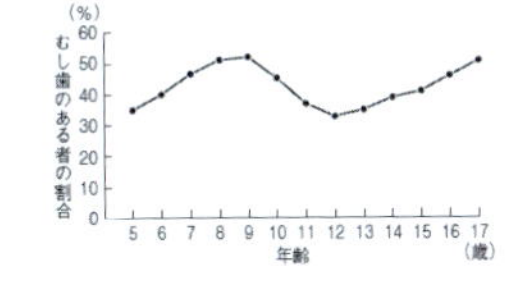

解答　b

う蝕と糖質

必須知識

シヨ糖（砂糖：グルコースとフルクトースからなる二糖類）とミュータンスレンサ球菌を主体とするう蝕発生のメカニズムは，一連の反応が連続的に進むと次のようになる（図 1）．

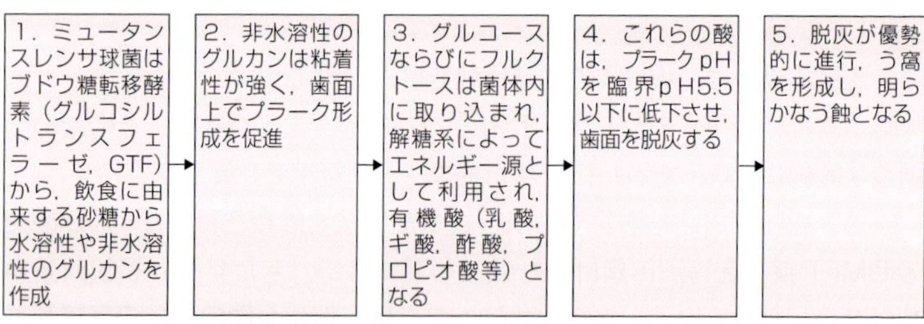

図 1　ミュータンス連鎖球菌と砂糖によるう蝕発生のメカニズム

Keyesの3つの輪（図 2）では，う蝕発現を模式図として単純化し，3つの基本的因子，宿主（特に唾液と歯），細菌叢および基質（食餌）の各要因が同時作用した結果としてう蝕が発生すると説明されている．

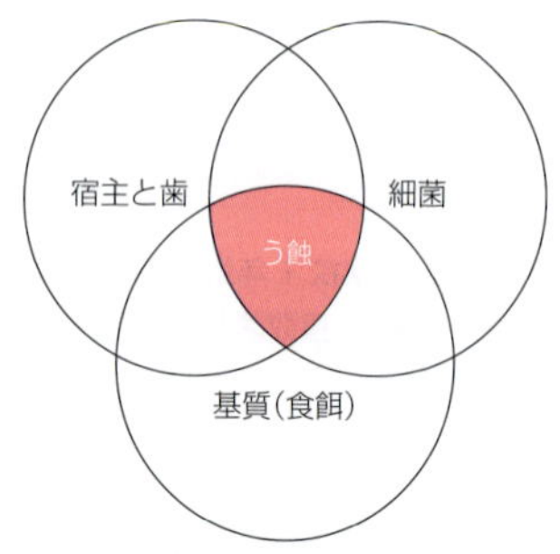

図 2　う蝕発現に関わる要因
keyes（カイス）の3つの輪

今日ではさまざまな非発酵性糖質が開発され食品に利用され，う蝕予防に貢献している．一般的に糖アルコール（パラチノース，マルチトール，エリスリトール，還元パラチノース，キシリトールなど）（表）を用いた食品はう蝕誘発性がないか，著しく低く，「むし歯になりにくい」食品が市販されている．

乳糖に関しては，う蝕予防の観点からは与え方が問題となる．添い寝しながら習慣的に母乳または育児用ミルクを与えることはう蝕リスク要因を高める．乳糖は口腔細菌にとって発酵性の糖質であり，プラーク（歯垢）が存在する歯面では酸産生の原因となるのがその理由である．しかも，就寝時は唾液の分泌量が少なく，唾液の緩衝能や洗浄作用（p.10 参照）を受けることの少ない口腔環境になる．数カ月間にわたってこのような状況が継続されると，広範囲におよぶう蝕発現の原因となる．

表　わが国で使用されている低う蝕誘発性の主な甘味料

種類	主な成分の例
オリゴ糖	パラチノース，トレハルロース，イソマルトオリゴ糖，フラクトオリゴ糖
糖アルコール	キシリトール，エリスリトール，ソルビトール，マンニトール，マルチトール，ラクチトール，パラチニット，還元イソマルトオリゴ糖
高甘度甘味料	アスパルテーム，ステビオサイド，スクラロース

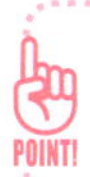

①ミュータンスレンサ球菌は，砂糖を利用して非水溶性のグルカンを合成し，プラーク形成を明らかに促進する．

②ミュータンスレンサ球菌は砂糖を原料に有機酸を産生するが，酸産生能が特異的ではなく菌自体がその pH4.5 前後まで耐酸性の性状を有する．

③ブドウ糖，果糖，乳糖，麦芽糖などは酸産生に利用されるが，砂糖とは違って，非水溶性のグルカン合成には関係しない．

発展知識

ミュータンスレンサ球菌の母子感染：う蝕原性細菌として知られているミュータンスレンサ球菌は，母親から子どもに感染（垂直感染）する．その時期は，1 歳 6 か月頃から 2 歳 6 か月までであることが知られている．

糖質のう蝕誘発性に関連して，食品の表示にあるシュガーレス，ノンシュガーの定義が明確になった．ノンシュガーとは健康増進法に基づく栄養表示基準によって，シュガーレスと同義であるとされ，食品 100 g（もしくは飲料 100 mL）当たり単糖類および二糖類が 0.5 g 未満であるものと定義される．ただし，酸性の味付けのため，シュガーレスと表示されていてもビタミンＣに相当するアスコルビン酸などが添加されている場合，極端な場合には歯質は「う蝕」ではなく「歯の酸蝕症；Erosion」に近い様相を呈する．

代用甘味料（低う蝕誘発性甘味料）は，う蝕の原因にならないだけでなく，エネルギー源にもならない．糖質系の甘味料は，砂糖の甘味に比較して低いか，ほぼ同等（0.3～1.3倍）であるため低甘味度を有し，非糖質系の甘味料は，高甘味度（100～200倍）を有する．

練習問題

問１　ミュータンスレンサ球菌によるグルカン産生の基質となるのはどれか．

〔2013-午後22〕

a 果糖　　b 乳糖

c ショ糖　　d ガラクトース

解答　c

問２　う蝕の発生要因になる甘味料はどれか．　〔2016-午後18〕

a スクラロース　　b フルクトース

c アスパルテーム　　d エリスリトール

解答　b

問３　う蝕発症の宿主要因はどれか．２つ選べ．　〔2018-午前19〕

a 歯列不正　　b 唾液緩衝能

c 含糖食品摂取頻度　　d ミュータンスレンサ球菌数

解答　a,b

問４　う蝕発生に関与する３つの因子（Keyesの輪）を図に示す．
①に対する特異的防御法はどれか．　〔2019-午後16〕

a 栄養指導　　b フッ化物の応用

c 代用甘味料の使用　　d プラークコントロール

解答　c

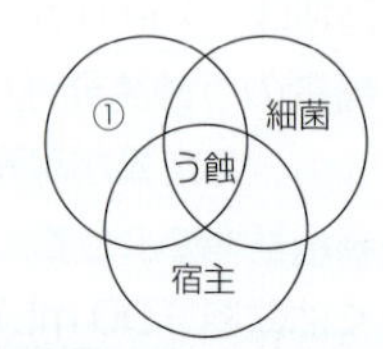

う蝕の発生機序，初期う蝕，再石灰化，耐酸性

必須知識

健全な歯質のミネラル成分が歯の表面に付着し，バイオフィルムとしてのプラーク（歯垢）を形成する．このバイオフィルム由来の細菌が，発酵性糖質を利用して有機酸を産生する．有機酸は歯質ミネラルを脱灰し，徐々に脱灰病変を形成する．脱灰病変の最大の特徴は，実質欠損はないという点である．表面は連続性を有し，う窩は形成していない．表層よりも内層のミネラルが選択的に溶出した状態にある．この状態は表層下脱灰病変ともよばれる．う蝕発現にかかわる全プロセス（図）からは初期の段階にあたることから初期う蝕病変ともよばれる．

脱灰－再石灰化のバランスの欠如，すなわち，脱灰が優勢となるとミネラル喪失が起こることでう蝕は進行する．脱灰病変の臨床症状が，プラーク直下に認められるエナメル白斑（White spot：乾燥により明確になる）である．

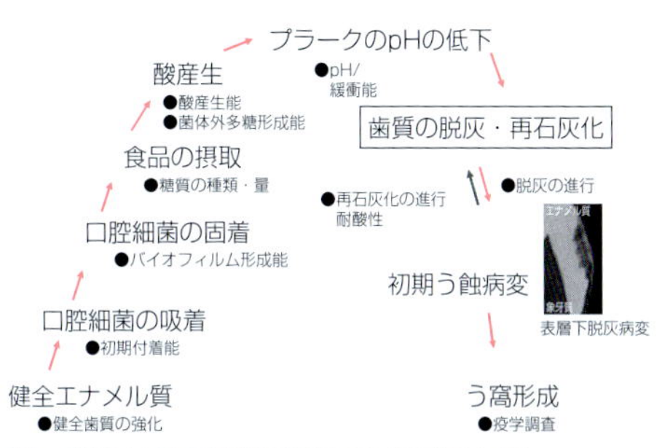

図　健全からう窩形成までの全プロセス

酸性状態が唾液の緩衝能などの作用で改善し，脱灰で失われたミネラルが回復する現象が再石灰化である．歯質の無機質であるハイドロキシアパタイト［$(Ca_{10}(PO_4)_6(OH)_2)$］と共通の，Ca^{2+},HPO_4^{2-}イオンを高濃度に含むのが唾液である．唾液はもともとCaやPの供給源として液体エナメルの作用を果たしている．再石灰化反応それ自体はフッ化物の関与がな

くても発現する．しかしながら，フッ化物の有無は再石灰化反応の促進と，再石灰化ミネラルの耐酸性の程度に影響を与える．フッ化物の存在で再石灰化した初期う蝕であるエナメル白斑は耐酸性であり，口腔内環境で産生された酸に対して脱灰抵抗性を示す．

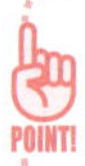

健全歯から始まり最終的にう窩形成に至るまでのう蝕の全プロセスを理解することが，う蝕の発生機序，初期う蝕，再石灰化をよりよく知ることにもなる．

健全歯 → プラーク形成 → 糖質発酵によるプラーク pH の低下 → 脱灰病変の形成（表層下脱灰病変）→ 脱灰－再石灰化を繰り返しながら脱灰優勢環境で進行 → う窩形成を認めるう蝕

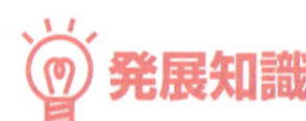

発展知識

日常生活の中で脱灰－再石灰化は繰り返し起きている．脱灰－再石灰化は双方向性であるので，再石灰化が優勢な環境になると．初期う蝕病変は失われたミネラルが戻り始め，健全歯に向けた回復が起こる．そのため初期う蝕病変は可逆的う蝕ともいわれる．初期う蝕は可逆的反応を示す疾患である．

練習問題

問 1　唾液の緩衝作用と再石灰化の両方の機能に関わるのはどれか．　〔2016-午後 16〕

a 乳酸　　b 炭酸
c リン酸　　d クエン酸

解答　c

問 2　ステファン曲線を実線で図に示す．矢印の方向に変化させるのはどれか．2 つ選べ．
〔2017-午前 18〕

a F^-　　b Cl^-
c NO_3^-　　d HCO_3^-

解答　a,d

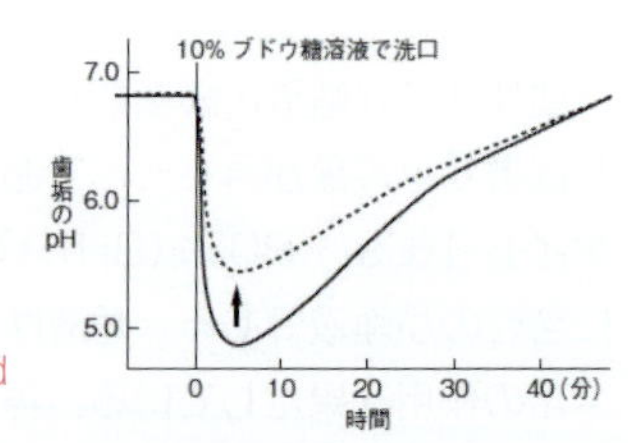

う蝕の発生要因

必須知識

う蝕は健全歯質から病的な変化があって，はじめて診断される．臨床的に確認される最初の変化が脱灰病変の形成である．脱灰病変は再石灰化反応によって常に変化している．脱灰－再石灰化反応の両者はバランス関係にある（図1）．

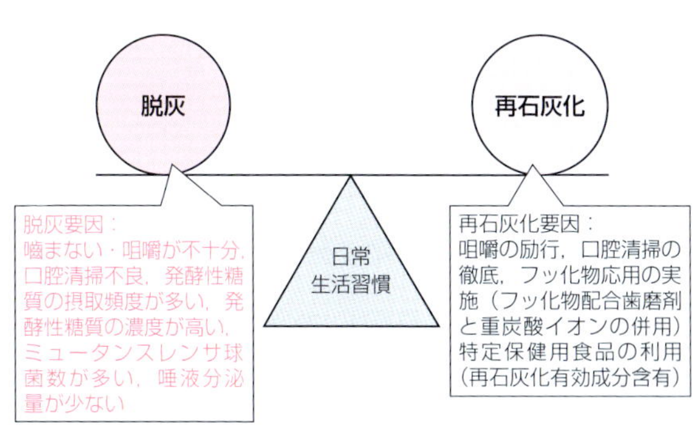

図1　脱灰－再石灰化反応のバランス関係

日常生活習慣の中で脱灰要因と再石灰化要因の平衡関係をどのように維持するかで，脱灰病変の進行停止や回復あるいは進行が決まる．フッ化物応用は再石灰化促進の重要な要因である

脱灰促進の要因となる事項（図の左側）は，すべてう蝕誘発性に作用する．特に，砂糖消費量と小学生児童のう蝕有病者との比較は，両者の関連性の強さを示唆する関係にある（図2）．

一方，再石灰化促進の要因で大切なのは唾液とフッ化物応用である．唾液は液体エナメルと表現できるほど，脱灰で失われたCa/Pを過飽和に含んでいる液体（過飽和溶液）であり，再石灰化を促進することになる．フッ化物応用の実施は，再石灰化反応を促進し，耐酸性ミネラルを形成するためのキーポイントである．刺激唾液の緩衝能は，おもに重炭酸イオンの作用である．プラーク直下の脱灰病変内部は酸性環境にある．pH環境を改善するために人工的に重炭酸イオンを用いることは，再石灰化を促進

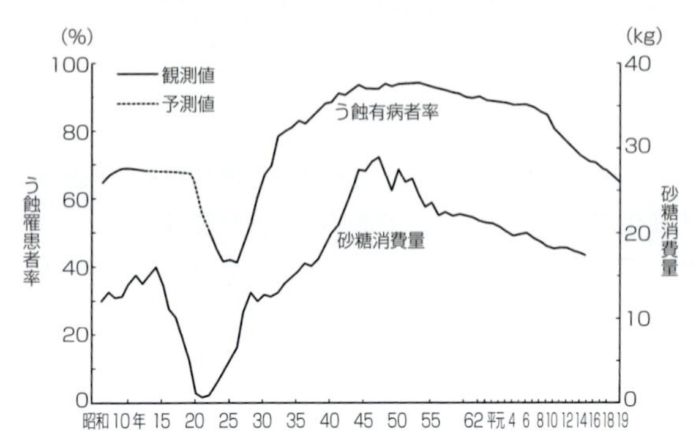

資料「学校保健統計」「ポケット砂糖統計」農林水産省「砂糖の需給関係資料」
＊砂糖の消費量は平成 15 年までの報告のみ

図2　砂糖１人当り消費量と小学生児童のう蝕有病者の関連性（口腔保健協会：歯科保健関係統計資料〈2017 年版〉より）
両者は，片方が増加するときに増加し，減るときには減少する関係にある

する．最近の特定保健用食品の中には，再石灰化促進のために有効成分が含有された各種ガムがあり，市販されている（表）．これらを積極的に利用することは再石灰化の機会を増加させる．

表　特定保健用食品の再石灰化あるいは耐酸性に関与する成分

再石灰化・耐酸性関与成分	食品形態	製品例
CPP-ACP（乳タンパク分解物－非結晶性リン酸カルシウム）	ガム	リカルデント®
$CaHPO_4 - 2H_2O$（第二リン酸カルシウム）Funoran（フノリ抽出物）	ガム	キシリトール®
POs-Ca（リン酸化オリゴ糖カルシウム）	ガム	ポスカム®
お茶抽出物中のフッ化物（緑茶フッ化物）	ガム	キシリッシュプラスエフ®

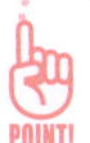

①脱灰病変の進行あるいは再石灰化による病変の回復は，脱灰要因と再石灰化要因のバランス関係で成り立っている．
②う蝕予防にとって望ましい状況は，脱灰＜再石灰化である．
③日常生活の中では脱灰＞再石灰化である．

発展知識

脱灰が再石灰化よりも優勢関係にある場合，酸侵襲により病変が進行する環境にある．逆に再石灰が脱灰よりも優勢関係にある場合，酸侵襲がなくなり病変が回復する環境にある．また脱灰と再石灰化が平衡関係にある場合，酸の産生と消費のバランスがとれている環境にある．この場合，臨床的には健全状態が維持され，脱灰病変の進行が停止し，再石灰化が維持される．

練習問題

問 1　ステファンカーブの図を示す．　〔2012-午前 16〕

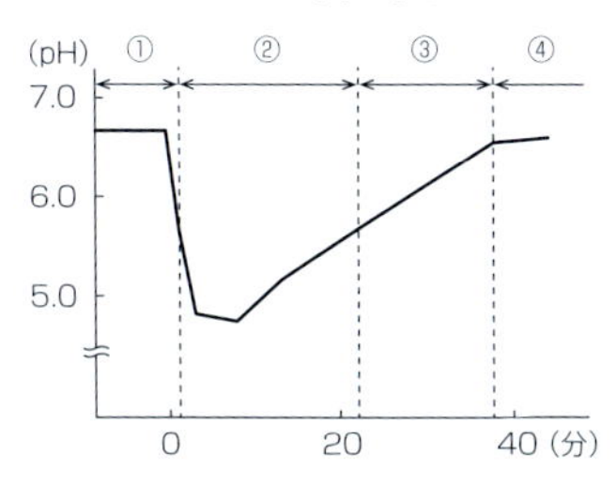

エナメル質の脱灰が生じるのはどれか．

a ①　　b ②
c ③　　d ④

解答　b

う蝕活動性試験

必須知識

う蝕の発症や進行には多くの要因が関与している．したがって，それらを評価するう蝕活動性試験法も多岐にわたっている．従来からあるう蝕活動性試験には，宿主因子として唾液・歯質を用いて唾液の緩衝能，クリアランス，脱灰能を，歯質を用いる場合はエナメル質が主であるが，フッ化物濃度や耐酸性を測定する方法が提案されてきた．微生物因子として，菌数の測定，唾液あるいはプラーク（歯垢）を検体とした酸産生能，プラークpHの変化を測定する方法が提案されてきた（**表1**）．これら古典的なう蝕活動性試験法の多くは，それぞれの目的のために研究されてきた単独の試験法であり，1つの検査結果だけで将来のう蝕の発症や進行を確実に予測することは難しい．今日では使われていないものも一部ある．う蝕活

表1　古典的な代表的なう蝕活動性試験

	試験法	検体	評価内容とその特徴
宿主要因の試験法	グルコースクリアランステスト	唾液	グルコースで洗口し唾液中のグルコース量を測定する（1947年開発）
	Dreizenテスト	唾液	唾液緩衝能を測定する（1964年開発）
	Fosdickテスト	唾液	唾液中細菌の酸産生能をエナメル質溶解量で評価する（1937年開発）
	エナメルバイオプシー	エナメル質	酸に対するエナメル質の溶解性をCa/PあるいはFを測定する（1968年開発）歯質侵襲性があるので今日では用いられない．
細菌要因の試験法	Hardleyテスト	唾液	唾液中の乳酸菌算出（1933年開発）
	Stephan curve	プラーク	糖質を作用し，プラークpHの変化から評価（1940年開発）
	Snyderテスト	唾液	唾液中の細菌の酸産生能をpH指示薬の色調で評価（1940年開発）
	Wachテスト	唾液	唾液中の細菌の酸産生能をNaOHの滴定量で評価（1943年開発）
	Swabテスト	プラーク	プラークを検体としてSnyderテストと同様に評価する（1965年開発）

動性試験のうち，市販品として多く臨床応用されるのは，唾液を検体に用いた細菌学的な試験法が中心である．ただし，用いた検体を培養し評価する必要のある場合には備品として恒温器が必要になる．また，判定に要するまでの時間が長くなる特徴がある（表 2）．

+PLUSα

今日の臨床では多要因の因子を取り上げ，総合的に評価をしようとする試みがされている．宿主，細菌叢，基質ならびに，問診，視診，触診の結果から 8 つの基本的因子をレーダーチャートとして表示する．その因子とは宿主関連では唾液の量や唾液緩衝能，歯の情報としては視診，触診に基づく口腔診査の結果からう蝕経験数の DMF 歯数，細菌関連ではミュータンスレンサ球菌数や乳酸桿菌数にプラーク蓄積量，食餌関連では問診やアンケートで確認する飲食回数にフッ化物の使用状況である．その結果をもとに総合的に，患者個人の口腔環境の評価ならびに改善に利用する．

表 2　市販品のう蝕活動性試験（一部掲載）

商品名	検体	評価内容	評価までの時間 / 備品
カリオスタット	プラーク	ミュータンスレンサ球菌の酸産生能	1，2日/要備品
サリバチェック SM	唾液	ミュータンスレンサ球菌数	30分/不要
ミューカウント	唾液	ミュータンスレンサ球菌数	1日/要備品
CRT bacteria	唾液	ミュータンスレンサ球菌/乳酸桿菌の数	2日/要備品
Dentocult-SM	唾液・プラーク	ミュータンスレンサ球菌数	2日/要備品
Dentocult-LB	唾液	乳酸桿菌数	7日/室温，4日/要備品
RD テスト	唾液	レサズリン還元細菌の活性	15分/不要
BML う蝕検査	BML う蝕検査	総連鎖球菌数 /ミュータンスレンサ球菌数/ 乳酸桿菌数 / 診査・問診内容	郵送/不要
サリバチェックバッファ	唾液	唾液緩衝能	5分/不要
CRT buffer	唾液	唾液緩衝能	5分/不要
Dentobuff-STRIP	唾液	唾液緩衝能	5分/不要
Cat21buf	唾液	唾液緩衝能	5分/不要

発展知識

う蝕活動性試験を実施した結果を保健指導に結びつけることが最も大切である．細菌関連の指標（ミュータンスレンサ球菌数や乳酸桿菌数にプラーク蓄積量）のリスクが高い場合，PMTC を含む専門家による定期的な歯面清掃やセルフケアとしてのブラッシング指導の強化が行われる．間食回数が多いなど甘味傾向のリスクが高い場合，食生活改善の指導が行われる．う蝕経験数の DMF 歯数が多く，しかも，フッ化物の使用状況が習慣的でない場合，専門家による定期的なフッ化物歯面塗布を含む，フッ化物利用を指導する．う蝕活動性試験は状況に応じて異なる内容を評価している．健全歯にとっては将来のう蝕発生を予測し，既存のう蝕がある場合は主にその進行性を評価している．前者は将来，う蝕を発生させる可能性があるかを評価するイニシエイターあるいは，う蝕感受性の意義を，後者は，すでに存在しているう蝕（初期う蝕や未処置歯）の進行性を判定しているプロモーターあるいは，う蝕の進行性の意義を評価している．現在のところ両者を判別するう蝕活動性試験はない状況である．

練習問題

問 1　カリオスタット® 検査 48 時間後の試薬の色が青紫であった．この結果から推察できるのはどれか．　〔2008- 午前 40〕

a 唾液流量が少ない．
b 歯肉炎に罹患しやすい．
c 歯垢の酸産生能が低い．
d エナメル質の耐酸性が高い

解答　c

問 2　プラークを検体とするう蝕活動性試験はどれか．　〔2013- 午前 77〕

a RD テスト®
b Dentocult® LB
c カリオスタット®
d スナイダーテスト

解答　c

問 3　う蝕活動性を反映する宿主因子はどれか.　〔2015- 午前 76〕

a 細菌数　　b 間食頻度
c 唾液緩衝能　　d プラーク形成速度

解答　c

次の文を読み,〔問 4〕,〔問 5〕に答えよ.　〔2018- 午前 74, 75〕

8 歳の男児. 定期歯科健康診査で来院した. う蝕活動性試験を行い, 次の結果を得た.

① RD テスト® 10^7 CFU/mL（Middle）
② Dentocult®-SM 10^6 CFU/mL 以上（クラス 3）
③ Dentocult®-LB 10^3 CFU/mL 以下（クラス 0）
④ Hadley test 10^3 CFU/mL

問 4　ミュータンスレンサ球菌の菌数レベルを示すのはどれか.

a ①　　b ②
c ③　　d ④

解答　b

問 5　この男児に勧める歯磨剤の成分で適切なのはどれか.

a フッ化第一スズ　　b 乳酸アルミニウム
c ポリリン酸ナトリウム　　d ポリエチレングリコール

解答　a

問 6　12 歳の女児. 4 か月の定期健康診査で来院した. 患者の前回と今回来院時のカリエスリスク検査結果を表に示す. 前回よりカリエスリスクテストが改善されたのはどれか. 2 つ選べ.　〔2020- 午後 74〕

a ①
b ②
c ③
d ④

選択肢	項　目	前　回	今　回
①	RD テスト®	青　色	紫　色
②	唾液分泌速度	1.8 mL/ 分	1.0 mL/ 分
③	Dentocult®-SM	Class 2	Class 1
④	カリオスタット®	黄緑色	緑　色

解答　c,d

問題 7　宿主因子を評価するう蝕活動性試験はどれか. 2 つ選べ.　〔2021- 午後 76〕

a Wach テスト　　b スワブテスト
c 唾液流出量テスト　　d グルコースクリアランステスト

解答　c,d

う蝕のリスク評価

必須知識

「リスク」とは疾患のない集団が特定の因子（危険因子とよばれる）と関わることで，疾患に罹りやすくなる確率のことである．その割合が高い場合「高リスク」低い場合「低リスク」という用い方をする．う蝕のリスク評価を行うには，う蝕活動性試験（Caries activity test）の項目で取り上げた各項目の内容から総合的に医学的判断をする．検査を受けた個人がう蝕に罹りやすい状況であるかないか，すでにう蝕がある場合は進行しやすい状況であるかないかを専門的に検証することがう蝕のリスク評価である．う蝕活動性試験は検査・診査・アンケート調査から，宿主要因，細菌要因，環境要因について詳細が把握されるようになってきた．しかしながら，最も大切な点は，どのような基準に達すれば個人を「高リスク」と評価でき，その基準が臨床疫学的なエビデンスに基づいて分類されていることである．「低リスク」あるいは「中リスク」についても同様である．これらを満足させるう蝕のリスク評価は残念ながらない．さらに，う蝕リスク評価をむずかしくしているのは，各要因の相互作用によって影響の程度が相殺されたり増幅されたりすることを考慮しなければならないからである．

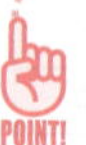

う蝕は多要因疾患である．単一の一回だけの試験結果から，将来のリスクを予測することは難しい．臨床的には限界を理解して結果を指導することも大切である．keyes（カイス）の３つの輪から考えても，宿主要因として特に唾液と歯，細菌要因として細菌叢および環境要因としての基質（食餌）を組み合わせて評価し，社会経済的背景や家庭環境を含めて総合的に判断することが望ましい．

う蝕の予防段階と予防方法

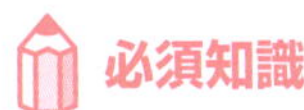

必須知識

う蝕は一次・二次・三次予防とその予防方法への取り組みによって，予防・治療・再発防止が可能な疾患である（表）．一次予防としては，疾病を未然に防ぐために健康の保持増進に努めるとともに，特定の疾病に対する特異的予防（フッ化物応用や予防塡塞）がある．二次予防としては，早期発見・即時処置を中心に，具体的にはエックス線診査での精密検査，歯科医院での定期健康診査，フッ化ジアンミン銀塗布，初期う蝕に対する再石灰化処置，レジン，インレーなどの各種充塡処置，歯冠修復処置，歯内療法によって重症化の防止を行う．三次予防としては，機能回復が主となり，義歯・インプラント治療などによって喪失した機能と審美性を回復する補綴処置がある．

[特異的予防としての予防塡塞]

う蝕は乳歯・永久歯ともに年少者で減少傾向を示しているが，好発部位の第 1 位は咬合面である．咬合面の小窩裂溝にはプラークが付着しやすく，フッ化物応用のう蝕予防効果も咬合面では低い．また側切歯舌側の小窩である盲孔は，存在自体が自覚されることがなく，いずれの場合もう蝕

表　う蝕の予防方法とその内容

項目	予防の基本的考えと主な内容
一次予防	健康の保持・増進に関する対策や取り組み 健康教育・相談，栄養指導（間食指導・食育指導を含む），口腔保健指導，歯口清掃の習慣的励行，フッ化物応用や使用，予防塡塞
二次予防	早期発見・早期治療により重症化を防ぐ対策 エックス線診査での精密検査，歯科医院での定期健康診査，フッ化ジアンミン銀塗布，初期う蝕に対する再石灰化処置，各種充塡処置（レジン，インレーなど），歯冠修復処置，歯内療法
三次予防	機能回復をはかる取り組み 機能と審美性回復のための補綴処置（義歯・インプラント治療を含む）

になりやすい部位である．特に深い小窩裂溝は予防塡塞の適応症である．

［二次予防としてのフッ化ジアンミン銀塗布］

フッ化ジアンミン銀はおもに本格的な治療が困難な幼児対象の処置であり，ランパントタイプのようなう蝕に対する進行抑制を中心として利用される．う蝕の進行を抑制する目的で使用される．二次予防のカテゴリーに分類される，専門的なフッ化物の応用法である．

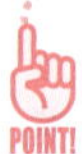

一次予防は健康の保持・増進，二次予防は，早期発見・早期治療により重症化を防ぎ，三次予防では機能回復をはかる取り組みである．

発展知識

予防塡塞は，歯質を削除する必要がないので，最小の侵襲にかなう処置である．材料には，セメント系のグラスアイオノマーとレジン系の BIS-GMA がある．

セメント系はラバーダム防湿が困難な半萌出歯に適応され，レジン系は完全萌出歯が適応歯である．小窩裂溝を物理的に封鎖すると同時に，塡塞剤からフッ化物が長期間溶出し周囲の歯質に対する再石灰化促進効果をもたらす機能性材料でもある．セメント系は徐々に唾液に溶出し接着性や耐摩耗性が低い．レジン系は過剰充塡の場合は破折から脱落の原因となる．レジン系の Bis-GMA は，内分泌攪乱剤との関連が懸念されている．処置後は，未反応のモノマーを十分に拭い去る．

フッ化ジアンミン銀溶液は，AgF として 30%，フッ化物としては約 4.5% と高濃度である．しかも，う蝕が認められる部位の歯質を黒変させる．永久歯だけでなく乳歯でも審美性が求められる場合には適応ではない．

練習問題

問 1　う蝕の第一次予防でフッ化物局所応用に用いられるのはどれか．2 つ選べ．

〔2013- 午後 17〕

a フッ化第一スズ　　b フッ化ジアンミン銀

c ケイフッ化アンモニウム　　d モノフルオロリン酸ナトリウム

解答　a,d

根面う蝕予防

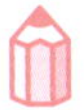

必須知識

高齢者で露出根面を有し，しかも口腔乾燥を伴う場合には，露出根面にう蝕を発現するリスクが高くなる．高齢者の歯根面に発現するう蝕は，おもに象牙質である．本来，歯根象牙質はセメント質に覆われているが，露出根面ではセメント質が剥離，あるいはルートプレーニング処置の一環で除去されるためである．根面う蝕の部位からは，*Actinomyces.viscosus*（線状菌）が多く検出される．その他，ミュータンスレンサ球菌や乳酸桿菌も存在する．根面う蝕は，隣接面の歯頸部（セメント-エナメル境）から発症する傾向があり，エナメル白斑のような明確な色調の変化は認めない．一般的に進行は緩慢であり，慢性的な症例ではむしろ歯頸部を取り囲むように広がり，根面う蝕の部位は黒褐色を呈するようになる（図 1）．脱灰-再石灰化に対するエナメル質と歯根象牙質の反応は同じではない．おもな違いは次の 5 つの特徴に要約される．

- 臨界 pH がエナメル質よりも高く 6.5 以上で，象牙質のほうが溶けやすい．
- 象牙質の結晶サイズはエナメル質よりも小さく，象牙質はフッ化物との反応性に富む．
- 象牙質中の元素 Mg や CO_3 の含有量はエナメル質よりも多く，象牙質

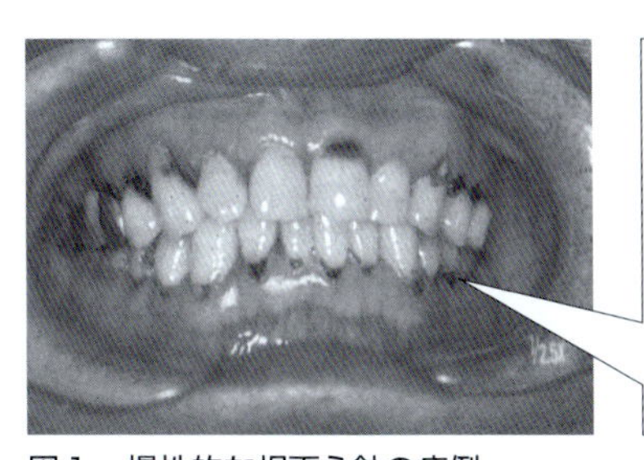

図 1　慢性的な根面う蝕の症例

歯頸部全体を取り囲むようになり，う蝕部位は黒褐色を呈する

の溶けやすさに関連している．

- 再石灰化はエナメル質の場合，唾液を介して歯の外方向から，象牙質は生活歯で露出根面の場合，歯髄液（歯髄液は再石灰化能がある）と唾液の内外二方向から発現する．
- 象牙質は有機質を含み，細管構造をしている．

総合するとこれらの性状は，象牙質はエナメル質に比較して脱灰しやすい性状ではあるが，再石灰化も発現しやすい性状を有している．

根面う蝕の予防は，根面を口腔環境に露出させないことがまず大切になる．したがって，歯周疾患の予防と共通の取り組みが必要になる．さらには，象牙質は溶けやすい性状であることを考慮して，フッ化物応用を専門的かつ自己応用の両面から歯質の酸抵抗性を向上させる．歯間ブラシの使用を含め，良好な口腔清掃習慣の維持はもちろんのこと，その他，歯周疾患の一次予防，二次予防の事項を実践することになる（Ⅳ歯周病の予防 p.58 参照）．

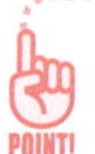

①根面う蝕の予防は根面を口腔環境に露出させない．
②象牙質はエナメル質に比較して脱灰しやすい（高い臨界 pH）が，再石灰化も発現しやすい．

発展知識

高齢者に根面う蝕が多い理由は，歯周病に由来する歯肉退縮だけが要因ではない．高齢者が服用する薬剤には，口渇を副作用とする医薬品が多いことも，その理由の 1 つと思われる．特に，唾液分泌神経にも作用する，中枢神経系用剤の向精神病薬，精神安定剤，催眠剤や循環器官用剤の血圧降下剤，不整脈治療剤，利尿剤などは処方されやすい．その際には，加齢による唾液分泌量の減少に加えて，薬の副作用による口腔乾燥のため，唾液の恩恵（緩衝作用・再石灰化作用に洗浄作用など）を受けにくいため，根面う蝕を発症しやすい口腔環境となる．

練習問題

問 1　エナメル質が脱灰される臨界 pH 値以下の飲料はどれか．2 つ選べ．〔2012- 午後 17〕

a ジャスミン茶　　b 乳酸菌飲料
c 炭酸飲料　　d 牛乳

解答　b,c

問 2　根面う蝕の特徴はどれか．2 つ選べ．〔2018- 午前 42〕

a 環状に拡大する．　　b 歯肉退縮を伴う．
c 穿通性に進行する．　　d う蝕円錐を形成する．

解答　a,b

問 3　象牙質う蝕円錐の内層〈第二層〉の特徴で正しいのはどれか．〔2019- 午前 38〕

a 再石灰化する．　　b 細菌が侵入している．
c う蝕検知液で濃染される．　　d コラーゲン線維が崩壊している．

解答　a

生活環境中のフッ化物の分布／う蝕予防機序との関連

必須知識

フッ化物はもともと大気，水，土壌などに存在する物質である．

[地殻や土壌中のフッ化物]

海水面下 10 マイル（16 km）までの地殻に水圏と大気圏を加えた範囲内における元素の存在量を重量％で示すと（クラーク数），フッ化物は，地球上に存在する元素としては 17 番目に多い元素である．地殻では 0.03％（300 ppm 相当），土壌では 0.02％（200 ppm 相当）の存在量である．岩石や土壌中のフッ化物の由来は主には蛍石（CaF_2），氷晶石（Na_3AlF_6），燐灰石（$Ca_{10}(PO_4)_6F_2$）である．

[水中のフッ化物]

岩石や土壌中のフッ化物は長い時間をかけて水に溶解する．したがって，海水，河川水，地下水，温泉水，湖沼水，雨水などには種々の濃度のフッ化物が含まれている．特に，海水は 1.4 mg/L（ppm）のレベルのフッ化物を，主要な河川水では 0.1 mg/L（ppm）含んでいる．水系や水脈にフッ化物含有鉱物類の存在が関係している場合には水中のフッ化物は高くなる．

[大気中のフッ化物]

フッ化物は大気中にも広く分布している．発生源として金属精錬，リン酸肥料工場，ガラス製造，石炭燃焼などである．排出されるフッ化物の種類は，一般にフッ化水素（HF），粒子状フッ化物，フッ化珪酸（SiF_4），フッ素ガス（F_2），有機フッ素化合物などである．

[食品中のフッ化物]

フッ化物は土壌中，水中，大気中にも普遍的に存在する．植物，野菜の成育には，すべてが関連する．また，海水の 1 ppm 前後のフッ化物含有量を考慮すれば，海産物にも含まれることになる．その中で特異的なものは日常的に摂取するお茶である．お茶はツバキ科植物として葉にフッ化物を蓄える性状を有する特徴がある．実際にお茶を飲むときは，滲出時間や葉の量やお茶の種類にもよるが，最大 8.6 mg/L（ppm），通常は高いほうで 1.0 mg/L（ppm）前後である．また，フッ化物は Ca と高い化学的親和性を有している．したがって骨組織を含んだ食品には高濃度のフッ化物が含まれる．特に，フッ化物を含む海水由来の魚介類は，一般的にフッ化物濃度が高い食品である（表）．

我が国では水道法で定めるフッ素およびその化合物の上限は 0.8 mg/L である．

表　主な食品中のフッ化物濃度（ppm）

	製品	最小値	最大値	平均値
穀類	米，乾燥，精米	0.41	2.07	1.3
	白パン	1.79	2.24	1.99
根菜野菜	さつまいも，生	0.7	0.87	0.77
	じゃがいも	0.33	0.52	0.45
豆類	あずき，乾	1.99	2.25	2.11
	だいず，乾	1.77	2.5	2.13
魚介類	つみれ，魚練り，ゆで	0.49	2.02	1.1
	いわし　筋肉（生）；皮（生）；骨（乾）	0.71 筋肉	2.45 皮	395.16 骨
	さざえ　筋肉（生）　内臓（生）	1.97 筋肉	144.93 内臓	
肉	豚肉　ミンチ（生）	0.62	1.44	1.05
乳製品	ソーセージ　ウィーン風	0.35	1.18	0.64
	牛乳，生	0.32	0.45	0.39
飲料	ビール	0.21	0.3	0.23
	コーヒー，インスタント，粉末	3.5	4.55	3.88

（フッ化物応用研究会編：日本におけるフッ化物摂取量と健康（フッ化物摂取基準策定資料），東京，社会保険研究所，2007，107-112．を一部抜粋し，掲載）

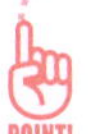

①フッ化物は濃度の違いはあるが，どこにでも存在する物質である．フッ化物は私たちの身の回りの生態系に豊富にある．

②食品中のフッ化物はイオン化しにくいためう蝕予防に貢献できない．

発展知識

フッ化物のほとんどが鉱物質（Caなど）や他の化合物（タンパク質など）と強い化学的な結合状態にあり，一般的には生物学的に利用されない．口腔内では唾液に溶けて直接イオン化しにくい．また，フッ化物の約50%が24時間以内に尿として排泄されるように，吸収されても排泄されやすいため唾液中に移行するフッ化物濃度（0.02 ppm未満）は，う蝕予防に貢献できない低さである．ただし，フッ化物イオンとして存在する飲料中のフッ化物やお茶の中のフッ化物は貢献が期待できる．

練習問題

問１　［　　］に入る数字の組合せで正しいのはどれか．　〔2011-午後18〕

海水には，約［①］ppmのフッ素が存在する．我が国の水道法の水質基準でフッ素濃度は［②］mg/L以下と定められている．

	①	②
a	1.3	1.0
b	1.3	0.8
c	2.6	1.0
d	2.6	0.8

解答　b

問２　食品として摂取されたフッ化物の体内での動態はどれか．２つ選べ．

〔2016-午前18〕

a 脳に蓄積
b 骨に沈着
c 尿中に排泄
d 肝臓で分解

解答　b,c

フッ化物の代謝と毒性

必須知識

フッ化物は生体にとって骨や歯の硬組織の構成成分として主要なミネラルであるカルシウムと共に存在している．体内分布はカルシウムと同様に約 99%が骨に存在している．フッ化物は胃・小腸で吸収されるため，摂取したフッ化物はすぐに血液中に移行する．血漿中のフッ化物濃度は 30～60 以内にピーク値を示す．吸収されなかった場合は便として排泄される．吸収された場合は，血流にのって体内をめぐり骨に蓄えられる以外は，腎臓からの排泄が行われる（**表 1**）．水に溶けやすい性状のフッ化物（例；NaF）は，吸収されやすい．一方，カルシウムと不溶性の塩を形成すると（例；CaF_2）あるいはタンパク質などと結合したりして高分子の構造体となると吸収されにくい．

フッ化物の急性中毒発現量は体重 1 kg 当たり 2 mg（2 mgF/kg）であることが知られている．過剰摂取の際，軽度の胃腸症状が発現し，救急処置を実施する必要があるかどうかの基準は 5 mgF/kg である（**表 2**）．フッ化物過剰摂取の症状は急性の胃腸症状であり，多い順に嘔吐，腹痛，下痢を主とする．一方，摂取量と関係ない生体反応にアレルギー反応がある．フッ化物自体がアレルゲンとしてアレルギー反応を発現することはない．

表 1　フッ化物代謝の特徴

項目	特徴
生体内分布	フッ化物はカルシウムと共存．体内ではカルシウムと同様に約 99%が骨格系や歯に存在． 骨への沈着は，成人よりも成長期間中の小児で高い．
吸収経路	胃・小腸から吸収．水溶性のフッ化物（例；NaF）は，早い吸収性を示す．ただし，食事由来のフッ化物はカルシウムやタンパク質などの影響で吸収されにくくなる．
排泄経路	尿・便への排泄．早い排泄．一般に吸収されたフッ化物の約 50%が 24 時間以内に尿として排泄される．

表２　急性中毒発現時の救急処置内容

F mg/kg として	処置内容
5mg/kg 未満	胃腸症状を軽減するため経口的にカルシウム（ミルク）を与える．嘔吐誘発の必要はない．
5mg/kg 以上	催吐薬を用いて胃洗浄し，胃の内容物を空にする． ただし，嘔吐誘発の際，知的障害者等には注意が必要．経口的にカルシウム（ミルク），5% グルコン酸カルシウム，5% 乳酸カルシウムのいずれかを与え，入院させて経過を観察する．

(Bayless, J M, Tinanoff, N: Diagnosis and treatment of acute fluoride toxicity, J Am Dent Assoc, 110; 209-211,1985．より一部掲載）

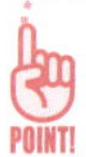

①急性中毒量の正確な把握のためには，フッ化物の摂取量（いつ，どの量），現在の症状，本人の体重を確認する．

②早い時期にフッ化物の吸収抑制の指示をすれば，腎機能に異常がなければ排泄も早く，軽快する．

発展知識

急性中毒発現量を超え急性胃腸症状（嘔吐，腹痛，下痢など）があるときは，フッ化物の吸収抑制する目的で Ca 含有量の多い食品（牛乳，アイスクリーム，チーズなどの乳製品）摂取ならびに病院を受診するよう指示する．

練習問題

問１　体重 18 kg の男児にフッ化物応用を行う場合，見込み中毒量はどれか．１つ選べ．

〔2021- 午前 77〕

a 2 mgF　　b 9 mgF

c 90 mgF　　d 810 mgF

解答　c

歯質に対するう蝕予防機序

必須知識

フッ化物イオンがハイドロキシアパタイト結晶内の OH^- と置換し，耐酸性効果の永続性が期待されてきたが，むしろ，口腔内環境に存在するエナメル質表面のフッ化物イオンやエナメル質内部の結晶周囲のフッ化物イオンが注目されるようになった．歯質に対する低濃度フッ化物イオンの作用機序は，脱灰抑制と再石灰化促進の効果である．脱灰で失われたミネラルが再び回復する現象が，再石灰化である．

低濃度フッ化物イオン（1,000 ppm 未満）の作用機序：フッ化物イオン（陰イオン）は歯質の Ca イオン（陽イオン）に電気的に引きつけられ，歯質あるいは結晶周囲に存在する．低濃度のフッ化物イオンが歯の表面あるいは結晶周囲に吸着しイオンコートとして被覆することで，水素イオンが歯の表面や内部の結晶を防護する．

高濃度フッ化物イオン（1,000 ppm 以上）の作用機序：高濃度フッ化物の場合，反応生成物としておもにフッ化カルシウム（CaF_2）を生成する．しかしながら，反応生成物である CaF_2 は最終反応生成物ではなく，口腔内では CaF_2 様物質として存在する．CaF_2 様物質は一般的な口腔内環境である中性領域では難溶解性である．エナメル表面の酸性度が低下すると溶解し，低濃度ながら長期間にわたって Ca^{2+} や F^- イオンの供給源となり脱灰を抑制し再石灰化を促進することで，う蝕予防機序に関与する．

歯質の状態（健全歯・脱灰病変・再石灰化）と機序：歯質側が健全歯の場合，予防機序はおもに脱灰抑制である．プラーク内で産生された酸が歯質に作用する状況になると CaF_2 様物質に由来する低濃度 F^- イオンが供給される．それ，と同時にプラークや唾液中のカルシウム・リン酸イオンの濃度が高まり，さらに脱灰抑制に影響を与える．一方，表層下脱灰病変を有する歯質でのう蝕予防機序は，表層下脱灰病変内部での再石灰化促進であり，同様に病変表面での脱灰抑制である．すでに再石灰化している場合は，う蝕予防機序は再石灰化に伴う耐酸性の維持に貢献する（**図**）．

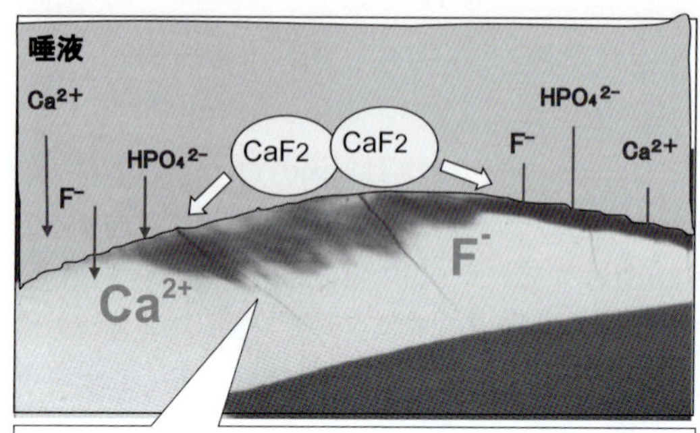

口腔内環境で CaF_2 が少しずつ（酸性で早く）溶け出し，低濃度のフッ化物イオン，Ca イオンを提供し，脱灰抑制とともに，脱灰部は唾液成分の Ca･HPO_4 イオンとともに再石灰化によって修復する．

CaF_2　CaF_2 様物質

反応生成物 CaF_2 は口腔内環境では，唾液由来のタンパク質とリン酸，さらにプラークに覆われている．pH が低下すると溶出する．

図　歯質に対するう蝕予防機序

歯質側が健全歯の場合，主なう蝕予防機序は主に脱灰抑制．脱灰病変では，病変内部での再石灰化促進である．

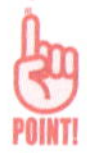

う蝕は歯質の主要な無機質であるハイドロキシアパタイトが脱灰と再石灰化を何度も行き来しながら進行する病的なプロセスである．う蝕予防機序は，歯質自体，特に脱灰と再石灰化のプロセスにある歯に対する作用が主となり，一過性であるプラーク細菌に対する作用は従である．

発展知識

高濃度フッ化物と歯質が反応した表面には歯質由来の Ca との反応物として主にフッ化カルシウム（CaF_2）が形成されるが，CaF_2 は口腔内環境ではその存在様式を変化させる．結晶学的に CaF_2 自体の構造は立方体である．しかし実際には口腔内環境ではプラーク・唾液中の HPO_4^{2-} さらにはタンパク質とも反応し，球状構造で結晶学的に理想の CaF_2 ではない．CaF_2 様物質として存在している．この CaF_2 様物質の性状が予防機序に重要な役割を果たしている．すなわち，歯質表面の pH が臨界 pH よりも低い，5 あるいは 4 の酸性状態で積極的に溶解することで低濃度 Ca^{2+} や

F^-イオンを歯質ならびにプラークや唾液へ供給し，脱灰抑制，再石灰化促進に貢献する．すなわち，中間反応生成物としてCaF_2が形成されるが最終的には低濃度F^-イオンとしてう蝕予防機序に関与する．

練習問題

問 1　フッ素イオン濃度が最も高いのはどれか．　〔2016-午後 19〕

a フッ化物バーニッシュ
b フッ化第一スズ配合歯磨剤
c リン酸酸性フッ化ナトリウム溶液
d モノフルオロリン酸ナトリウム配合歯磨剤

解答　a

問 2　フッ化物によるう蝕予防機序を図に示す．　〔2019-午後 19〕

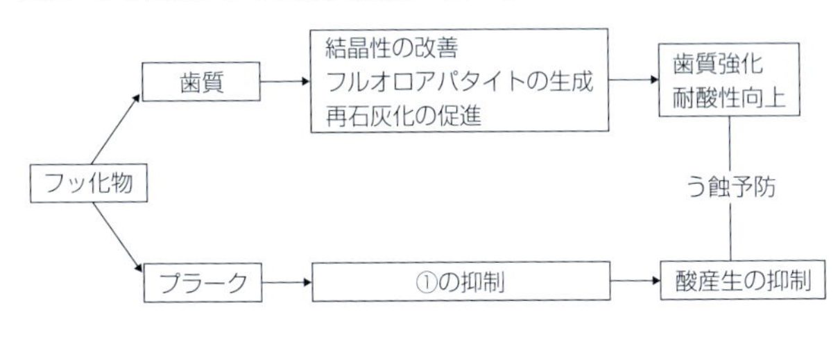

①はどれか．

a 細菌の酵素作用
b 細菌の歯面付着
c 不溶性グルカン合成
d 菌体内への糖の取り込み

解答　a

フッ化物応用法の種類とフッ化物濃度

必須知識

フッ化物応用がされる実際の場面は，臨床でのプロフェッショナルケアの場面から，家庭でのセルフケア，あるいは地域や学校を単位とするパブリックケアの場面まで広範囲である．応用場面において誰が，誰に実施する関係であるか把握すると，各応用法の特徴が理解しやすい（**表 1**）．濃度は専門家が特定個人である患者を対象に臨床応用するプロフェッショナルケア，学校や地方自治体からなる組織が児童・生徒を対象に特定多数さらには地域住民という不特定多数までを対象に応用するパブリックケアなど場面ごとに多様である．一般的には対象者の背景を理解して実施する臨床場面の 1 対 1 の関係から，不特定多数の関係になるにしたがって安全性を考慮し，応用されるフッ化物濃度は高濃度から低濃度にシフトする（表 2）．

表 1　誰が誰に実施するかで理解するフッ化物応用法の特徴

誰が	誰に	応用法の特徴
歯科関係者の専門家が	患者個人に	臨床応用の場面：背景を把握した特定個人にプロフェッショナルケアとして
本人，あるいは保護者が	本人あるいは子どもに	家庭応用の場面：小児・成人の家族がセルフケア として
学校が 地方自治体が	児童・生徒に 地域住民に	公衆衛生の場面：特定多数 / 不特定多数にパブリックケアとして

表２　一般的なフッ化物応用法の種類とフッ化物濃度

応用場面	フッ化物応用の一般的な名称	フッ化物の種類	フッ化物濃度
プロフェッショナルケア	フッ化物バーニッシュ	NaF	25,000 ppm
	APF ゲル*1 (2%NaF+リン酸)	NaF	9,000 ppm
	2%NaF 溶液	NaF	9,000 ppm
セルフケア	フッ化物配合 歯磨剤	Na_2PO_3F, NaF	1,000～ 1,500 ppm
セルフケア*2 パブリックケア	フッ化物洗口剤 (毎日法)	NaF	約 225 ppm
	フッ化物洗口剤 (週１回法)	NaF	約 900 ppm
パブリックケア	Water Fluoridation	NaF, Na_2SiF_6, H_2SiF_6	0.7～1.2 ppm の範囲

＊１　APF（Acidulated Phosphate Fluoride の略でリン酸で酸性にしたフッ化物
＊２　いずれの応用場面でも利用可能

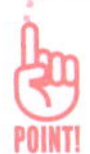

特定個人の関係から不特定多数の関係とフッ化物濃度の高低は安全性を考慮した関連があることを理解しておく．

発展知識

表１，２の分類法は，応用の場面を中心とした分類法で，全身的フッ化物応用法あるいは局所的フッ化物応用法という分類が多く用いられている．フッ化物を摂取することを意図しているか否かによる分類法で，摂取はせず歯面に直接作用させるのが局所的応用法である．

フッ化物摂取を目的とする表以外の全身的応用法としては，フッ化物錠剤の摂取（年齢と日常摂取している飲料水中のフッ化物濃度で摂取量は決まる，含有量；１錠当たり 0.25～1.00 mgF），フッ化物濃度調製ミルクの利用（地域で異なる含有量；2.5 mgF/L の例あり），フッ化物濃度調製食塩（地域で異なる含有量；200 mg F 前後 /kg の例あり）の使用がある．食塩の場合，食塩の総摂取量自体が多くないので，フッ化物含有量が多い．おもに上水道を敷設することが困難な山岳国で使用されている．

練習問題

問 1　プロフェッショナルケアはどれか．　〔2010-午前 19〕

a フッ化物洗口
b フッ化物歯面塗布
c 水道水フッ化物濃度調整
d フッ化物配合歯磨剤の使用

解答　b

問 2　我が国で実施されているフッ化物応用法とフッ素濃度との組合せで正しいのはどれか．　〔2012-午前 23〕

a 歯面塗布――9,000 ppm
b 歯磨剤――2,000 ppm
c 洗口（週 1 回法）――200 ppm
d 洗口（毎日法）――50 ppm

解答　a

問 3　フッ化物応用法と使用するフッ化物との組合せで正しいのはどれか．　〔2012-午後 22〕

a 歯磨剤――モノフルオロリン酸ナトリウム
b 歯面塗布――フッ化水素
c 洗口（毎日法）――ケイフッ化ナトリウム
d 洗口（週 1 回法）――フッ化カルシウム

解答　a

問 4　フッ化物応用法と使用薬剤の組合せで正しいのはどれか．　〔2017-午後 20〕

a 洗口剤――APF
b 歯磨剤――NaF
c 歯面塗布――MFP
d 水道水フッ化物濃度調整――SnF_2

解答　b

フッ化物応用法と予防効果

必須知識

フッ化物応用のう蝕予防効果を最大限に発揮する応用のポイントは，

①萌出直後の歯に，フッ化物応用すること．

②フッ化物応用は低濃度フッ化物を継続して長期間応用すること．

③咬合面にはフッ化物徐放性シーラントなどを併用すること．

である．理由は，口腔内での経過時間が長くなると，歯表面のフッ化物に対する反応性が低下するからである．萌出直後からフッ化物応用がなされた歯のう蝕予防効果が高い．歯質に取り込まれたフッ化物イオン濃度よりも，歯を取り囲む環境溶液であるプラーク内液や唾液中の低濃度のフッ化物イオン濃度が長期作用することで，脱灰抑制と再石灰化促進を通じてう蝕予防効果に貢献する．フッ化物の効果は歯面で異なり，高い順に平滑面＞隣接面＞咬合面である．う蝕の好発部位である咬合面では効果が低くなる．そのため，特に児童・生徒を対象にシーラント材を併用することで，予防効果を高めることができる．う蝕予防効果について疫学的に多数の対象者に由来する報告では，上水道フッ化物濃度調整法ではう蝕の有病状況が高い時代，予防率は永久歯では50～60%，乳歯では40～50%の範囲がもっとも多い報告であった．う蝕の有病が改善してきた時期，予防率は永久歯では30～40%と報告されている．各種応用法の予防効果や実際の応用法に経済的負担などの特徴は，異なっている（**表1**）．科学的根拠（エビデンス）としてデータが統合評価される以前は，プラシーボとの比較ではない，二重盲検ではないなどの理由のため予防効果は高い傾向にある．

歯科医師あるいは歯科衛生士である専門家は対象者個人の特性（リスク要因，全身状態，口腔内状態，食生活，口腔清掃状態，家庭背景等，定期健診記録等）を把握しつつ，フッ化物応用を行う．この場面に最も多用される方法はフッ化物歯面塗布法である．フッ化物歯面塗布法に使用されるフッ化物の種類は，主にNaF，SnF_2である．フッ化ナトリウムの場合（NaF），リン酸を加えたリン酸酸性フッ化ナトリウム（APF）がある．さらに形状によって，溶液，ゲル状，フォーム（泡）状がある．

表 1　専門的応用，自己応用，公衆衛生的応用されるフッ化物の特徴

応用法		主な対象者	フッ化物 種類・濃度	主な応用法	予防効果と 経済的負担
専門的応用	フッ化物 歯面塗布法	乳幼児から 高齢者	2%NaF 溶液	初回は 4 回 /2 週，その後 リスクに応じて 年に 2～4 回	効果は 20～50%程度 経済的負担は他の予防法に比較して最も高価
			APF 溶液 * （2%NaF ＋リン酸） F バーニッシュ 1 g 中 NaF は 50 mg 含有	リスクに応じて 年に 2～4 回 定期的に	
自己応用	フッ化物 配合歯磨剤	幼児から 高齢者	0.2% NaF 0.76%MFP**	家庭で毎日 （2 回以上 /1 日）	効果は 20～30%程度 負担は専門的応用より安価 公衆衛生的応用より高価
	フッ化物 洗口法	幼児から 中学生	0.05% NaF 溶液	家庭で毎日 （1 回 /1 日）	効果は公衆衛生的応用の場合 50～60% 程度
公衆衛生的応用	上水道 フッ化物 濃度調整法	乳幼児から 高齢者	フッ化物イオン濃度 0.7-1.2 ppm NaF：粉末状 Na_2SiF_6：粉末状 H_2SiF_6：液状	日常生活で毎日 飲水・調理に	効果は 50～60%程度 負担は人員が多くなるほど安価
	フッ化物 洗口法 ***	園児から 中学生	0.2% NaF 溶液	園・学校で毎日 （1 回 /1 週）	効果は 50～60%程度 負担は安価

* ゲルタイプもある
**MFP；モノフルオルリン酸ナトリウム（Na_2PO_3F）の略．フッ化物濃度としては 1,000 ppm
*** 家庭での自己応用と同様の濃度でも実施される

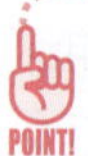

う蝕予防効果を高めるポイントは，萌出直後の歯に，継続してフッ化物応用をすること．フッ化物のう蝕予防効果は歯面で異なり，高い順に平滑面＞隣接面＞咬合面である．

発展知識

フッ化物応用される薬剤の化学的性状は酸性，中性，アルカリ性とさまざまである．わが国の場合，フッ化物濃度が 9,000 ppm の NaF 溶液・APF 溶液あるいはゲルタイプが多用される．その理由はフッ化物が化学的に安定で使いやすいからである（**表 2**）．SnF_2 溶液は化学的性状が理由で使われることは少ない．フッ化ジアンミン銀塗布は専門家による個人単位のフッ化物応用であるが，う窩を形成したう蝕がさらに進行するのを抑制するために使用する薬剤である．

表 2　専門的に応用されるフッ化物の性状

フッ化物の種類	フッ化物濃度	化学的安定性	性状・味	着色性	歯肉為害性
2%NaF 溶液	9,000 ppm	安定	中性・無味	なし	なし
APF 溶液	9,000 ppm	安定	酸性・酸味	なし	なし
APF ゲルタイプ	9,000 ppm	安定	酸性・酸味	なし	なし
4% SnF_2 溶液	9,700 ppm	不安定	酸性・金属味	あり	あり
フッ化物配合バーニッシュ	25mg/1g 25,000 ppm	安定	粘着性・無味	なし	なし
フッ化ジアンミン銀溶液＊	$Ag(NH_3)_2F$ 45,000 ppm	安定	アルカリ性・苦味	あり	あり

＊進行抑制剤として用いられる

練習問題

問 1　0.1%フッ化ナトリウム溶液 8 mL で洗口した場合の口腔内残留フッ化物イオン量〈フッ素量〉はどれか．ただし，フッ化物イオンの口腔内残留率は 10%とする．

〔2019- 午前 18〕

a 0.36 mg　　b 0.45 mg
c 0.72 mg　　d 0.90 mg

解答　a

歯周病の有病状況／歯周病の診査と分類

必須知識

歯周病の疫学的特徴として，有病状況は年齢と正比例の関係（年齢が増加すると，有病状況も増加する関連）があり，歯肉炎は小学校・低学年ころから発症がみられ思春期にかけて急増する．一方，歯周炎は思春期ころから発症がみられ30代以降にかけて急増する．性差があり喫煙や生活習慣の関連で男性＞女性，好発部位は歯石沈着との関連で下顎中・側切歯や上下顎大臼歯，う蝕とならんで永久歯喪失の主な原因である．

具体的に，2016年（平成28年）の歯科疾患実態調査によれば，歯肉出血のある者の割合は，20～24歳ではすでに4割に達している．歯周ポケット4 mm以上の所見を有する人の割合は，60～64歳は58％である．65～69歳は約60％である．60歳代は半数以上の人が4 mm以上の歯周ポケットを有している状況にある．また，6 mm以上の歯周ポケットの形成所見がある者は25～29歳以降に出現しはじめ，60～64歳では14％となっている（図1）．このような診査は，WHOのCPI

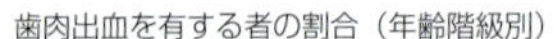

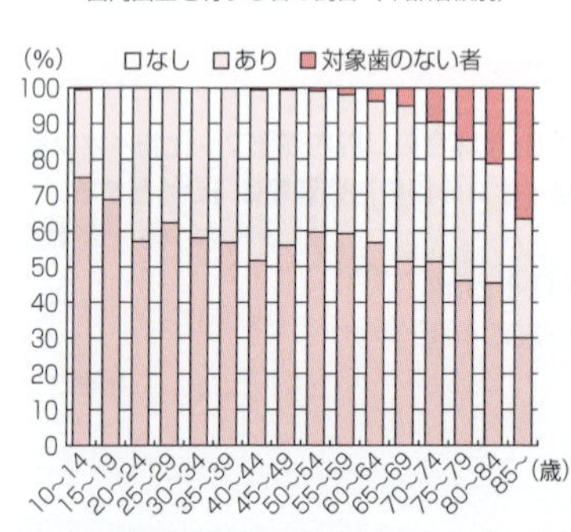

図1　歯肉の所見の有無 2016年（平成28年）歯科疾患実態調査の結果

(Community Periodontal Index, 地域歯周疾患指数) に準じて行われる. 専用のWHOプローブ (**図2**) を用いることにより, 出血, 歯石, ポケット深さから客観的に歯肉の状態を評価できる特徴がある (**表**).

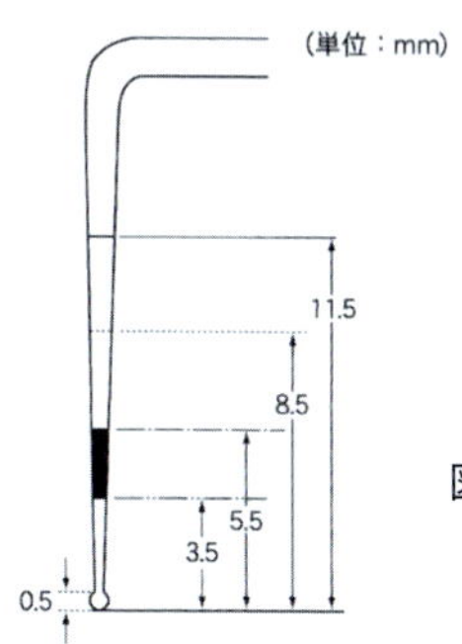

図2 CPI診査 (Community Periodontal Index, 地域歯周疾患指数) 専用のWHOプローブ, 拡大図

表 WHOプローブを用いた歯肉所見のコードと歯肉状態の分類

code	歯肉所見
code0	歯肉に炎症の所見が認められない
code1	プロービング後に出血が認められる (直視やミラーでの確認)
code2	歯石の沈着が認められる (歯肉縁下4 mmまでの検出を含む)
code3	歯周ポケットの深さが4 mm以上6 mm未満
code4	歯周ポケットの深さが6 mm以上

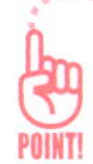

60歳代は半数の人が4 mm以上の歯周ポケットを有している状況にあるという基準となる年齢群を中心とした年齢と有病状況の把握に努めること. 歯周病の診査には, 炎症所見を視診で主観的に判断する内容を含む指標 (PMA, GI, PI, PDIなど) より, CPIのほうが客観性評価に優れ多用される傾向にある.

発展知識

歯を喪失する2大疾患は，う蝕と歯周病である．歯周病の有病者の割合は20代の成人期から引き続いて高い状況にある．結果として，同時期に行われた調査結果から，1人平均喪失歯数は45～54歳では1本未満であるが，増齢とともに増加し，55～59歳では3.1本となっている．65歳以上の老年期には歯周病が原因で抜去される割合の歯も増加してくるため，現在歯数が減少してくる．したがって，8020（ハチマルニイマル）の目標に関連する指標の1つである，75～84歳で20歯以上保有者の割合は51.2%と半数以上であるが，85歳以上ではこの割合は25.7%と激減する（2016年）．依然として20歯に満たない高齢者が圧倒的多数を占めている．CPIはポケットの深さ評価が1mm単位と詳細でなく，専用プローブを用いることで黒いバンドの見え方によって評価する方法は簡便であり，集団対象者をスクリーニングする際に適した方法である．欠点としては歯肉退縮がある（エナメル‐セメント境が露出している）ときはポケットの深さのみから歯周病の状況を判断すべきでない．アタッチメントロスも評価する必要がある．

練習問題

問1　歯周病（出題時は歯周疾患）**による抜歯が最も多い年齢階級はどれか．**　〔2011-午後17〕

a 16～25歳　　b 26～35歳
c 36～45歳　　d 46～55歳

解答　d

問2　歯周プローブを用いて診査する指数はどれか．2つ選べ．　〔2011-午後20〕

a PI　　b PMA
c CPI　　d PDI

解答　c,d

歯周病の予防段階と予防方法／歯周病と生活習慣との関連

必須知識

歯周病は国民の多くが発症するが，初期のうちは自覚症状に乏しいため重症化してから他覚的に発見される．リスク要因には，病原要因，宿主要因，環境要因がある．宿主関連のリスク要因として，加齢に加えて生活習慣病ともいわれる，糖尿病や肥満は密接な関連性が明らかにされ始めている．あるいは妊娠期の歯肉炎のように宿主の特別な時期に一致して発症する場合もある．また，環境要因としての喫煙は生活習慣として歯周病の発症や重症化と高い関連性を有している（表 1）．歯周病は一次・二次・三次予防とその予防方法への取り組みによって，予防・治療・再発防止が可能な疾患である（表 2）．その予防には，口腔清掃の習慣的励行，食事の改善，歯科医院への定期的受診，ならびに全身の健康の保持増進がある．これらは，一次予防に相当する．具体的には，生活習慣の改善，生活環境の改善，健康教育や予防接種による疾病の発生予防をはかることである．

二次予防とは，早期に発見し，早期に治療によって疾病や障害の重症化を防ぐ対策のことである．したがって，早期発見に貢献するエックス線検査，早期治療に貢献する専門家による，手用スケーラーや超音波スケーラーの使用による歯石除去，ポケット内のプラークコントロール，不適合充填物や補綴物の修理，動揺歯の固定，歯周外科処置などは重症化防止の

表 1　歯周病のリスク要因とその内容

項目	主な内容
病原要因	バイオフィルムとしてのプラーク（歯垢）（特に，真性ポケット内の成熟したプラーク），プラークが周囲に付着している歯石，その他，まれにプラーク細菌以外の感染（真菌やウイルスなど）
宿主要因	年齢，生活習慣病（肥満・糖尿病を代表とするメタボリック症候群），白血病，栄養障害やビタミン B 欠乏症，唾液分泌量の低下，女性の場合は妊娠，遺伝など
環境要因	生活習慣（喫煙），ストレスやブラキシズム，薬物の服用（抗てんかん薬）

表２　歯周疾患の予防方法とその内容

項目	予防の基本的考えと主な内容
一次予防	健康の保持・増進に関する対策や取り組み 歯口清掃の習慣的励行，口腔保健指導，食事の改善，全身の健康の保持増進，健康教育（禁煙指導を含む）
二次予防	早期発見・早期治療により重症化を防ぐ対策 エックス線診査，手用スケーラーや超音波スケーラーの使用による歯石除去，ポケット内のプラークコントロール，不適合充塡物（補綴物）の修理，歯科医院での定期健康診査 動揺歯の固定，咬合の調整，歯周外科処置など
三次予防	機能回復をはかる取り組み 機能と審美性回復のための補綴処置（義歯・インプラント治療を含む）

ための対策である．

三次予防とは，治療とともに行う指導やリハビリテーションによる機能回復をはかる取り組みや再発防止対策や社会復帰対策を意味する．機能と審美性回復のための補綴処置がそのための対策である．

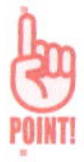

歯周病のリスク要因には，①病原要因，宿主要因，環境要因があること．予防とは広い概念で，②一次予防は健康の保持・増進，二次予防は，早期発見・早期治療により重症化を防ぎ，三次予防では機能回復をはかる取り組みである．

発展知識

ポケット内のプラークコントロールに関連して，デブライドメントという専門用語が使われる．歯肉縁下で歯根面に付着しているプラークならびに非付着性プラークを除去するテクニックである．病的セメント質の積極的な除去を含め，根面を滑沢な状態になるまで研磨するルートプレーニングに比較して，プラークを中心とした軟らかい沈着物を除去するという手技である．

歯石の病原性に関し，歯石自体には病原性はないが，プラークが付着しやすくなる凹凸な表面の性状を有すること，著しく自浄性を低下させること，併せて局所に嫌気性的な環境を作り出しやすくするなどの為害作用を及ぼす存在であるとの理解が大切である．

練習問題

問 1　歯周病の第二次予防はどれか．2 つ選べ．　〔2020- 午後 20〕

a PMTC
b 食生活指導
c 定期歯科検診
d ルートプレーニング

解答　c,d

問 2　歯周病の第二次予防はどれか．2 つ選べ．　〔2021- 午前 20〕

a 歯周病検診
b 食生活指導
c 歯周外科治療
d 口腔機能回復治療

解答　a,c

問 3　歯周疾患の第二次予防はどれか．2 つ選べ．　〔2017- 午前 67〕

a 咬合調整
b 歯周補綴
c 口腔清掃
d 歯周外科治療

解答　a,d

不正咬合の要因と予防

必須知識

不正咬合の原因には，遺伝的要因と環境的要因がある．予防によって防ぐことができるのは，環境的要因による不正咬合である．口腔内に原因が認められる場合は，歯科的対応が可能となる．一次予防として，う蝕・歯周病の予防，不適合補綴物の除去や習癖（吸指癖など）の改善，咀嚼機能訓練などである．口腔外に原因があるアデノイドや鼻炎といった耳鼻咽喉的疾患による場合，他科との連携が必要になる．

乳歯列期にみられる口腔習癖には，吸指癖（いわゆる指しゃぶり），歯ぎしり，咬爪癖，おしゃぶり，物かみ等がある．指しゃぶりが長期に継続した場合，開咬，上顎前突などの不正咬合の発生との関連性がある．指しゃぶりは，乳児期・幼児期前半の生理的な指しゃぶりと，幼児期後半の習癖あるいは問題行動としての指しゃぶりと区別して指導する必要がある（表）．

表　指しゃぶりの経過観察や継続的指導管理の例

判断要素	経過観察症例	指導を要する症例
年齢	4 歳まで 3，4 歳になるとそろそろ自然にやめる可能性がある	5 歳以上 自然にやめる可能性は少ない
しゃぶる頻度	増令的に減ってきている 寝入りばな，就寝中，退屈な時ぐらいで，次第に頻度が減ってきている	減ってきている様子がみられない 昼間もよくしゃぶる
指だこ	ない，あっても軽度	ないこともあるが，はっきりわかることが多い
歯科的影響	歯列に影響なし あっても歯槽部に限局した軽度の歯列不正	歯列咬合・発音・舌癖・口元などに影響が出ていて，程度もひどい
その他	大きな心理的要因で引き起こされている行動の 1 つとして，指しゃぶりがみられ，抱えている問題の本質が指しゃぶりだけの問題ではないように思われた場合 → 臨床心理士へ紹介する	

二次予防として，乳歯の早期喪失，晩期残存や小帯の付着異常に対する治療，咬合誘導などがある．

遺伝的要因は，顎顔面の大きさに形，歯の大きさ，形に数などが関連する．

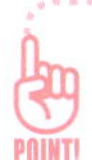

①不正咬合の原因には，遺伝的要因と環境的要因がある．②予防によって防ぐことができるのは，環境的要因による不正咬合である．③指しゃぶりは，乳児期・幼児期前半の生理的な指しゃぶりと，幼児期後半の習癖あるいは問題行動としての指しゃぶりと区別する．

発展知識

不正咬合が原因で，歯周病やう蝕，咬合性外傷をはじめとして咀嚼障害・発音障害や精神的影響を引き起こすことがある．相互に影響しあっている．1歳6か月児歯科健康診査，3歳児歯科健康診査では歯列，咬合異常として，反対咬合，上顎前突，過蓋咬合，開咬，叢生，正中離開など，軟組織の異常として上唇小帯の肥厚などが不正咬合と関連した診査項目としてある．

練習問題

問1　習癖と不正咬合との組合せで正しいのはどれか．2つ選べ．　〔2010-午後20〕．

a 弄舌癖——開咬　　b 吸指癖——下顎前突

c 口呼吸——上顎前突　　d 弄舌癖——正中離開

解答　a,c

口臭の分類，原因と予防，処置

必須知識

口臭とは口腔を通じて発散される呼気の臭いで，「社会的容認限度を超える明らかなもの」が定義として一般的である．口臭の原因には口腔内由来と全身由来がある．口腔内由来は，口腔清掃状態の不良や舌苔の付着，う蝕や歯周疾患など不潔や疾患が主な原因であり，全身由来は，鼻咽頭疾患（例：副鼻腔炎，扁桃腺炎，アデノイド）呼吸器疾患（例：慢性気管支炎，気管支拡張症），消化器疾患（例：慢性胃炎，胃潰瘍）など疾患が主な原因となる．その他，重篤な代謝性疾患（糖尿病）や血液疾患（白血病）が指摘されている．

口臭の分類とその指導事項を含む治療内容は表の通りである．

表　口臭の分類と治療の内容

口臭症	定義	口臭治療の内容
1．真性口臭症	社会的容認限度を超える明らかなもの	
1）生理的口臭	器質的変化，原因疾患がないもの，（飲食摂取などによる一過性のものは除く，起床時口臭や空腹時口臭）	説明と口腔清掃指導（セルフケアの範囲）
2）病的口臭	口腔由来の病的口臭：口腔内の原疾患，器質的変化，機能低下などによる口臭 全身由来の病的口臭：耳鼻咽喉，呼吸・消化器の疾患	PMTC，疾患治療 関連医科への紹介
2．仮性口臭症	本人は自覚症状として口臭を訴えるが，社会的容認限度を超える状態ではない．検査結果の説明（カウンセリング）により訴えの改善が期待できる	カウンセリング，指導・教育（結果の提示と説明）
3．口臭恐怖症	真性口臭症，仮性口臭症に対する治療では訴えの改善が期待できない	心療内科／精神科などへ受診勧奨

国際口臭学会

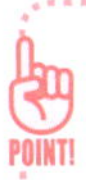

①口臭の原因は主に口腔内由来であるが，口腔以外の器官の疾患も原因となる．②口臭とは口腔を通じて発散される呼気の臭いであるので，口腔に通じる鼻咽頭，呼吸器，消化器の疾患も原因となる．

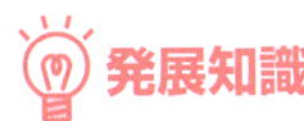

発展知識

口臭の原因物質は口腔内の嫌気性菌が生成するガスである．その種類は，揮発性硫化物である，硫化水素，メチルメルカプタン，ジメチルサルファイドが主な成分である．揮発性とは気化しやすい性質を表し，口臭の検査はこれらのガスを分析するガスクロマトグラフィーやガスセンサーなどが客観的定量には用いられる．ヒトの臭覚を用いる官能検査によって，口臭の有無と程度を判定する．

練習問題

問１　口臭の原因となる揮発性硫化物はどれか．２つ選べ．　〔2018-午後19〕

a アセトン　　b アセトアルデヒド
c メチルメルカプタン　　d ジメチルサルファイド

解答　c,d

問２　口臭症分類で高頻度にみられるのはどれか．２つ選べ．　〔2019-午前19〕

a 生理的口臭　　b 口臭恐怖症
c 全身由来の病的口臭　　d 口腔由来の病的口臭

解答　a,d

問３　口臭の官能試験で「かろうじて悪臭と認識できる」のはどれか．１つ選べ．
〔2020-午後64〕

a スコア０　　b スコア１
c スコア２　　d スコア３

解答　c

う蝕に関する指標

必須知識

う蝕は，処置の状況から過去のう蝕罹患状況が推測できるため，他の疾病とは異なり未処置歯だけでなく処置歯・喪失歯を含めて，「う蝕経験」を代表的な指標としている．う蝕を示す指標は，乳歯と永久歯について別個に，通常いままでのう蝕を経験した状況を，人あるいは歯，歯面を単位として集計したものである．表のように，う蝕を永久歯ではD，M，Fに，乳歯ではd，mあるいはe，fに区分して，分子はう蝕の歯数を，分母は被検者を単位としたDMFT指数，dmf指数，def指数で表す1人平均のう蝕経験歯数，また，分子はう蝕経験歯を，分母は被検歯（喪失歯を含む）を単位としたDMF歯数，dmf歯数，def歯数で表す1人当たりのう蝕経験歯率（%），さらに，分子はう蝕をもつ人・分母は被検者を単位としたDMF者率，def者率で表すう蝕有病者（経験歯所有者）率がある．このとき，dmfの指標は，乳歯から永久歯への交換が行われていない5歳未満児を対象としている．

$$\mathrm{CFI}=\frac{（点数\times 各階級の人数）の総和}{被検者総数}$$

表　1人平均う蝕経験歯数，う蝕有病者率

永久歯う蝕

D：未処置う蝕，M：う蝕による喪失歯，F：う蝕による処置歯

1）$\mathrm{DMFT}指数=\frac{被検者全員における\mathrm{DMF}歯の合計}{被検者数}$

2）$\mathrm{DMF}歯率=\frac{被検者全員における\mathrm{DMF}歯の合計}{被検歯数（喪失歯を含む）}\times 100\ (\%)$

3）$\mathrm{DMF}者率=（う蝕有病者率）=\frac{\mathrm{D,\ M,\ F}のいずれかを1歯以上有する被検者の数}{被検者数}\times 100\ (\%)$

乳歯う蝕

d：未処置う蝕乳歯，m：う蝕による喪失歯，f：う蝕による処置歯
e：う蝕により抜歯を指示された乳歯

1）$\mathrm{dmf}指数=\frac{被検者全員における\mathrm{dmf}歯の合計}{被検者数}$

2) $\text{def 歯率} = \dfrac{\text{被検者における def 歯の合計}}{\text{観察された被検歯の合計}} \times 100\ (\%)$

3) $\text{def 指数} = \dfrac{\text{被検者全員における def 歯の合計}}{\text{被検者数}}$

4) $\text{def 者率（う蝕有病者率）} = \dfrac{\text{d, e, f のいずれかを 1 歯以上有する被検者の数}}{\text{被検者数}} \times 100\ (\%)$

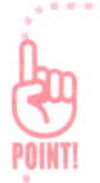

う蝕の指標では，DMF（dmf，def）に関する計算について，指数，歯率，う蝕有病者率それぞれでは分子と分母にどのような値が入るかをきちんと理解し，間違いなく計算ができるようにする．学校における歯科健康診断では，要観察歯（CO）という判定がある．要観察歯は，放置するとう蝕に進行する可能性の高い歯で現在はう蝕ではない．したがってDには入らないので，学校における歯科健康診断結果の計算では間違えないように注意する．

発展知識

う蝕は，疫学においてはD＋M＋Fをひとまとめとして「経験」としてとらえることが多いが，歯科疾患実態調査，学校保健統計では「者」を単位とするときにはD＋Fをもつ者をう蝕所有者としている．このように，統計により指標の中身が異なるので注意が必要である．このようなことは未処置歯の程度区分においても異なり，歯科疾患実態調査ではCi・Chに，学校保健では区分せずCのみである．また，1歳6か月児・3歳児の歯科健康診査のう蝕診査についても確認する．

練習問題

**問 1　ある中学校 1 年生（30 名）の学校歯科健康診断の結果を表に示す．
DMFT 歯数はどれか．**

〔2016- 午前 21〕

a 0.05
b 1.2
c 2.0
d 6.0

	総数
現在歯数	780
未処置歯数	6
処置歯数	28
喪失歯数	2
要観察歯数	24

解答　b

**問 2　歯科健診の結果を表に示す．
DMFT 指数はどれか．**

〔2013- 午後 16〕

a 5
b 7
c 25
d 700

受診者数	100 名
現在歯数	2,600 歯
未処置歯数	100 歯
喪失歯数	200 歯
処置歯数	400 歯

解答　b

**問 3　ある小学校の 5 年生の学校歯科健康診断の結果を表に示す．
DMFT 歯率（%）はどれか．**

〔2015- 午後 20〕

調査対象人数	200
健全歯数	4,800
D 歯数	80
M 歯数	10
F 歯数	110

a 1.0
b 4.0
c 40.0
d 95.0

解答　b

歯周病に関する指標

必須知識

歯周病に関する指標は，口腔全体あるいは特定歯の歯肉，歯周ポケットの状態を数量化して，個人・集団の状況を判定するもので，CPI（地域歯周疾患指数），PMA Index，Periodontal Index（PI），Periodontal Disease Index（PDI），Gingival Index（GI）などがある．

CPI：15歳以上を対象に，CPIプローブを用いて口腔全体（6分画）あるいは代表10歯 $\left(\begin{array}{c|c} 76\quad 1 & 67 \\ \hline 76 & 1\quad 67 \end{array}\right)$ を対象として，歯肉出血（有無），歯周ポケット（健全，深さ4～5 mm，深さ6 mm以上）を調べ地域集団の状況を評価する．なお，いままでは歯石について評価されていたが，WHOの新しい基準では除外された．

PMA：口腔全体あるいは前歯部のP（乳頭部）・M（辺縁部）・A（付着部）の炎症の有無を調べ，歯肉炎の広がり（口腔全体では0～82点，前歯部では0～34点）を評価する．

PI：口腔全体の歯肉炎と歯周組織の破壊程度（フィールド調査では0・1・2・6・8）を調べ評価する．

PDI：歯周プローブを用いて特定6歯 $\left(\begin{array}{c|c} 6\quad\quad & 1\quad 4 \\ \hline 4\quad 1 & 1\quad\quad 6 \end{array}\right)$ の歯周組織について，歯肉炎の程度と歯周ポケットの深さ（ポケット底からセメント－エナメル境までの距離）を測定（それぞれの部位を0～6点）して評価する．

GI：特定6歯（$\left(\begin{array}{c|c} 6\quad 2 & 4\quad\quad \\ \hline 4 & 2\quad 6 \end{array}\right)$ それぞれの頬舌側近遠心面4歯面）に歯肉の発赤・腫脹・出血・排膿を0～3点で評価する．

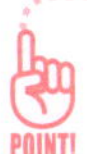

それぞれの指標について，口腔全体か特定部位か，評価段階，プローブ使用の有無などについて，特徴を把握する．

練習問題

問 1　歯周プローブを用いて診査する指数はどれか．２つ選べ．　〔2011-午後 20〕

a PI
b PMA
c CPI
d PDI

解答　c,d

問 2　GI〈Löe & Silness，1963〉と PDI〈Ramfjord，1959〉に共通する診査対象歯はどれか．２つ選べ．　〔2017-午後 22〕

a $\underline{1|}$
b $\underline{|2}$
c $\overline{4|}$
d $\overline{|6}$

解答　c,d

口腔清掃状態に関する指標

必須知識

口腔清掃状態に関する指標は，出題頻度の高い領域である．なかでも，OHI，OHI-S が重要であり，ほかに PHP，PCR などがある．

OHI：全歯の頬面と舌面におけるプラークと歯石の歯の表面での付着状態をそれぞれ 0 ～ 3 の 4 段階で調べ，6 分画それぞれでの最高を分画の代表値とする．この評価は，**図 1** のような調査票を用いて行う．

OHI-S：特定の 6 歯面（上顎：6 1｜ 6，下顎：⑥｜1 ⑥　○舌面 他は唇・頬面）を対象とし，OHI と評価基準は同じである．

PHP：プラーク付着状態を詳しく評価するため，OHI-S と同じ特定の 6 歯面を対象に歯垢染色剤で染め，それぞれの歯を 5 分割（**図 2**）して

OHI = Debris score Index + Calculus score Index

		歯垢（Debris）				歯石（Calculus）			
		右・臼歯部	前歯部	左・臼歯部	計	右・臼歯部	前歯部	左・臼歯部	計
上顎	唇頬側	3	1	1	5	0	0	0	0
	舌側	2	2	1	5	0	2	0	2
下顎	唇頬側	2	×	1	3	0	×	2	2
	舌側	2		2	4	1		2	3
計	唇頬側	5	1	2	8	0	0	2	2
	舌側	4	2	3	9	1	2	2	5

（× 歯のないことを示す）

Debris 総点数：8 + 9 = 17　　　Calculus 総点数：2 + 5 = 7

$$\text{Debris Index} = \frac{\text{歯垢総点数}}{\text{診査した歯列区分数}} = \frac{17}{5} = 3.4$$

$$\text{Calculus Index} = \frac{\text{歯垢総点数}}{\text{診査した歯列区分数}} = \frac{7}{5} = 1.4$$

OHI = Debris Index + Calculus Index = 3.4+1.4=4.8

図 1　OHI の評価方法

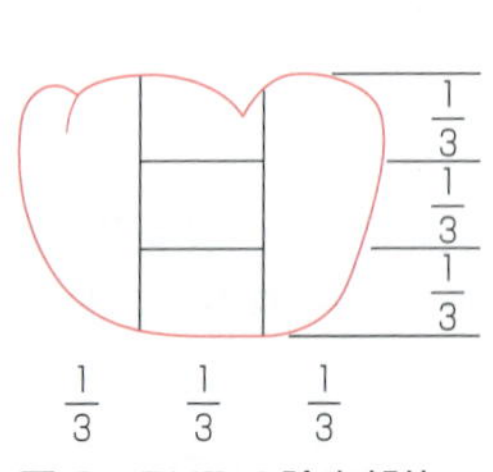

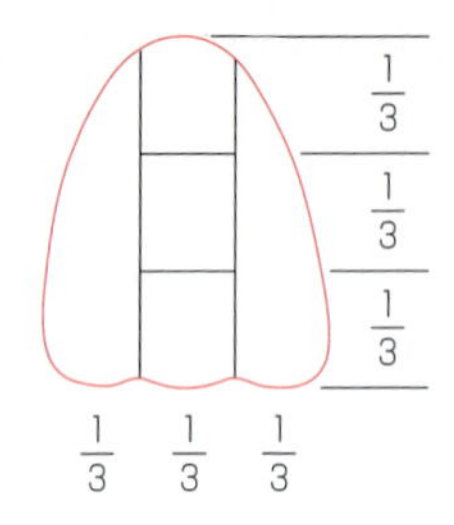

図２　PHP の診査部位

［各歯の染め出された部位の点数の合計］÷［被検歯面数］から個人の PHP を求める．

PCR：プラークコントロールの評価のため，32 歯それぞれを頰面・舌面・近心面・遠心面に区分して歯垢染色剤で染め出されたプラーク付着面の割合（%）をみる．

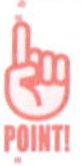

口腔清掃状態に関する指標は，写真あるいは図から個々の歯についての値を求めて計算する（PHP・PCR など），表に示される値から計算するあるいは正しい解答肢を選ぶ（OHI・OHI-S など）形式の問題になれるようにする．

練習問題

問 1　OHI を用いて口腔清掃状態を評価した．結果を表に示す．OHI の値はどれか．　〔2014- 午後 16〕

a 0.8
b 1.5
c 2.0
d 3.0

		Debris			Calculus		
		右側臼歯部	前歯部	左側臼歯部	右側臼歯部	前歯部	左側臼歯部
上顎	頰側	2	1	2	0	0	1
	口蓋側	1	0	0	0	0	0
下顎	頰側	1	0	1	0	0	0
	舌側	2	0	2	2	1	2

解答　d

問 2　歯垢と歯石の付着状態を図に示す．
OHI の値はどれか．　〔2015- 午前 20〕

a 0.50
b 1.75
c 3.50
d 4.50

上顎　唇頰側
上顎　口蓋側
下顎　舌　側
下顎　唇頰側
歯垢付着部位　歯肉縁上歯石沈着部位

解答　c

問 3　OHI-S〈Greene & Vermillion〉と PlI〈Silness& Löe〉で，評価する歯種が同じなのはどれか．2 つ選べ．　〔2016- 午前 20〕

a 16　　b 26
c 36　　d 46

解答　a,c

問 4　歯垢染め出し後の口腔内写真を別に示す．上顎右側前歯のスコアが 5 と評価されるのはどれか．　〔2018- 午前 20〕

a Pℓl
b OHI
c PHP
d O'Leary の PCR

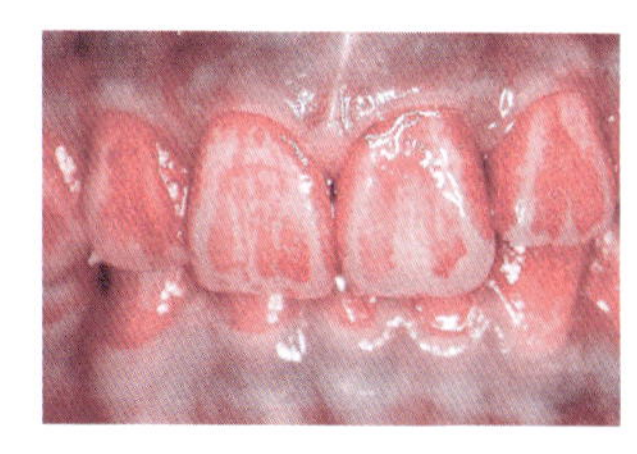

解答　c

歯のフッ素症に関する指標

必須知識

歯のフッ素症は，集団を評価する場合 CFI（Community Fluorosis Index）で示され，表に基づく個人評価を行い，以下の式で算出される．CFI が 0.4 以下：フッ化物の歯に対する影響がほとんどないと考えられる地区と判定される．CFI が 0.6 以上：上水道のフッ化物の除去または減少対策を実施すべきと判定される．

表　歯のフッ素症の指標

Dean の歯のフッ素症の分類基準		
questionable		0.5 点
very mild	白濁部が前歯の 25% 以下，着色はみられない	1
mild	白濁部が少なくとも歯面の 50% 前後を占める 着色がみられることがある	2
moderate	白濁部が歯面のほとんどにおよぶ 小さな凹陥部（pitting）がみられることもある 着色のみられることがある	3
severe	不連続あるいは合流した凹陥部（pitting）形成 エナメル質形成不全著明 着色も著明なものが多い	4

$$\mathrm{CFI} = \frac{\text{（点数×各階級の人数）の総和}}{\text{被験者総数}}$$

CFI が 0.4 以下：フッ化物の歯に対する影響がほとんどないと考えられる地区
CFI が 0.6 以上：上水道のフッ化物の除去または減少対策を実施

練習問題

問 1　歯のフッ素症の指数はどれか．　〔2003- 午前 36〕

a CFI　　b CPI
c DMF　　d FDI

解答　a

う蝕と歯周病の疫学

必須知識

[う蝕の疫学的特徴]

う蝕は，宿主（年齢・性・歯・唾液など），環境（食生活・嗜好品・経済など），病因（細菌など），時間などの要因の重なり合いで発生する．また，いくつかの予防方法を組み合わせることで予防効果があがる．

年齢：歯科疾患実態調査の結果，乳歯では永久歯萌出前でう歯のない者が増加している．永久歯ではう歯所有者が年齢の増加とともに増加しているがその多くが処置完了者である．調査の時期の推移では，乳歯・永久歯ともにう歯所有者が減少している．

歯種：慢性で進行が緩慢であり，永久歯は，大臼歯・小臼歯の咬合面・隣接面で感受性が高く，前歯では下顎より上顎で多い．乳歯も同様である．

生活習慣：食品類のスクロース含有量が多い，口腔内停滞時間（間食では摂取回数）などが発生に影響する．

[歯周病の疫学的特徴]

年齢：歯肉出血は 10 歳代からみられ，30 歳代になると深い歯周ポケットに移行する．60 歳以降では喪失歯の原因となる．

部位：歯周ポケットは，大臼歯＞上顎前歯＞小臼歯＞下顎前歯の順で発現率が高い．

生活習慣：喫煙はリスク因子である．歯周病と糖尿病とは互いに関連する．

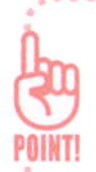

う蝕と歯周病は，①有病率が高い，②慢性疾患である，③自覚症状がなくはじまる，④年齢，部位により感受性に差がある，生活習慣の影響を受けるなど，共通の疫学的特徴をもつ．

練習問題

問 1　う蝕発生の宿主要因はどれか．2 つ選べ．　〔2018-午前 19〕

a 歯列不正
b 唾液緩衝能
c 含糖食品摂取頻度
d ミュータンスレンサ球菌数

解答　a,b

問 2　う蝕の疫学で正しいのはどれか．2 つ選べ．　〔2007-午前 36〕

a 我が国では乳歯う蝕は増加傾向にある．
b う蝕有病率は女性より男性が高い．
c う蝕有病率が最も高いのは大臼歯である．
d う蝕有病率は飲料水中のフッ化物濃度に影響される．

解答　c,d

問 3　歯周病の進行で正しいのはどれか．2 つ選べ．　〔2009-午前 42〕

a 年齢と負の相関関係がある．
b 進行が静止する時期がある．
c すべての部位で同時に進行する．
d 糖尿病患者では進行しやすい．

解答　b,d

*（歯周病→原題では歯周疾患）

衛生統計の基礎

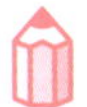

必須知識

[母集団と標本]

母集団：調査などで対象としている集団のすべて．国勢調査では日本に住む人すべて．国勢調査はこの全員を対象として調査するため，全数（悉皆）調査とよぶ．

標本：母集団から調査などの対象とした一部．国の調査では，ほとんどが標本を対象として調査する．

[標本抽出法]

有意抽出：応募（希望）者や患者など調査者が意図的に選び出す方法．客観的なデータが得にくい．

無作為抽出：母集団から偶然に標本対象を選び出す方法で，以下のようなものがある．

単純無作為抽出：全員に一連の番号をつけ，乱数表やサイコロで対象を抽出する．

系統抽出：全員に番号をつけ，最初の対象を乱数表などで選び，その後は一定間隔で抽出する．

層化抽出：全員を一定のグループ（性・年齢区分・職業・住所など）にわけ，それぞれのグループから無作為抽出する．

多段抽出：全員を地域→年齢区分→職業などいくつかの抽出単位集団にわけて無作為抽出する．国の全国規模の調査ではこの方法が用いられる．

[データの尺度（性質）]

名義尺度：一定の間隔（順序）がみられない性別・職業などによる区分け．

順序尺度：大小関係はあるがその間隔が絶対量として一定でない区分け．例）う蝕の程度（C_1・C_2・C_3）

間隔尺度：等間隔で示される数値で示される区分け．例）体温など

比率尺度：一定の比率（2倍・3倍など）で示される区分け．例）歯周ポケットの深さなど

[代表値]

平均値：測定値の合計÷データ数

中央値：測定値を小さい順に並べて真ん中にある測定値．測定値が偶数のときは真ん中の 2 つの値を平均した値．

最頻値：測定値のなかでもっとも出現頻度が多い値．

[度数分布]

連続する測定値をいくつかの階級にわけて，各階級の出現頻度を表で表したもの（表），ヒストグラムはこれを図で表したもの（図 1）．分布の状態がわかりやすい．左右対称のベル型のものを正規分布という．

表　出生体重の度数分布

体重（kg）	例　数
1.0 ～ 1.5	1
1.6 ～ 2.0	3
2.1 ～ 2.5	6
2.6 ～ 3.0	34
3.1 ～ 3.5	43
3.6 ～ 4.0	30
4.1 ～ 4.5	10
4.6 ～ 5.0	3

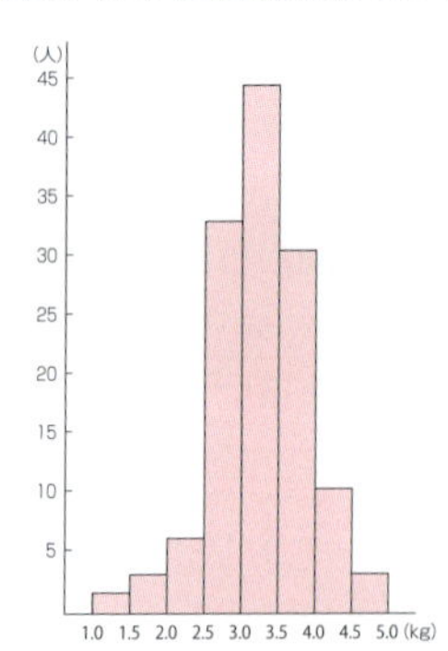

図 1　ヒストグラム

[相関図]

2 種類の測定値を縦軸と横軸に取り，関連の強さを示す図．直線的にみて右上がりの関係のものを正の相関，右下がりのものを負の相関という（図 2）．この関連の強さを－ 1 ～＋ 1 で表したものが相関係数．この値から因果関係は示すことができない．因果関係を示すには，原因が結果に先行することを証明する必要がある．

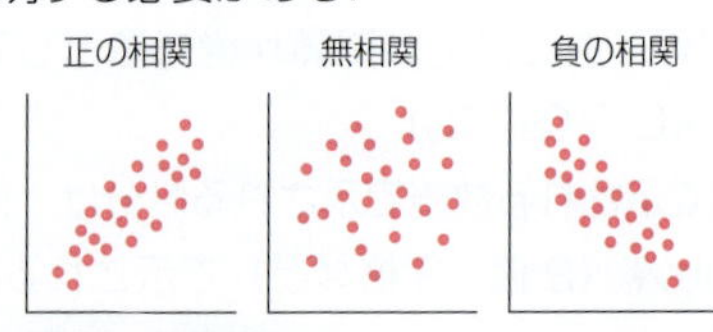

図 2　相関図

[図（グラフ)]

棒グラフ：棒の長さを比較して示すグラフ．一般にそれぞれの棒は別々に離して示す．

ヒストグラム：**図 1**，**表 1** に示す．それぞれの棒は**図 1** のようにつける．

折れ線グラフ：時間的推移を示すグラフ．

円グラフ（パイグラフ)：それぞれの結果を%に置き換えて示すグラフ．

帯グラフ：円グラフと同じだが，複数の項目を並べ結果を比較するときに用いる．

散布図・相関図：**図 2** に示す．

練習問題

問 1　1 万人の母集団から標本 100 人を抽出する方法を図に示す．この標本抽出法はどれか．　〔2018- 午後 21〕

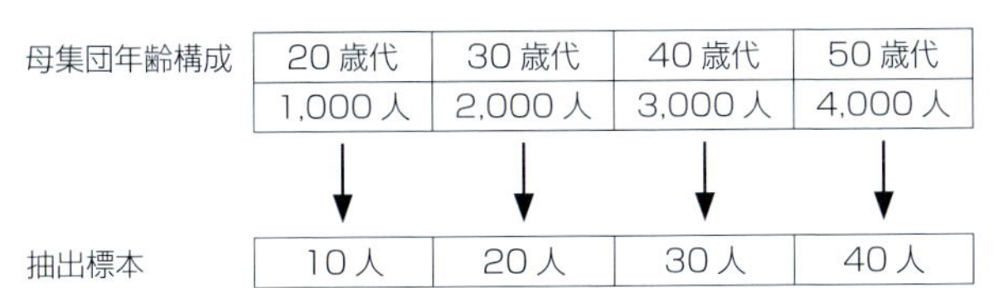

a 有意抽出法　　b 系統抽出法
c 層化抽出法　　d 多段抽出法

解答　c

問２　ある集団を対象に質問紙調査を行った結果を表に示す．
男女の喫煙率の有意差を調べる方法はどれか．　〔2017-午前21〕

a t検定
b 相関分析
c 分散分析
d カイ二乗検定

	喫煙あり	喫煙なし
男	40人	60人
女	15人	85人

解答　d

問３　代表値に平均値を用いる患者情報はどれか．２つ選べ．　〔2019-午前21〕

a 性　別
b 年　齢
c DMF歯数
d CPIコード

解答　b,c

問４　歯科検診の結果を表に示す，
この集団のDMF歯数の中央値はどれか．　〔2012-午後21〕

被検者	A	B	C	D	E	F	G	H	I	J	K
DMF歯数	1	0	2	1	4	6	1	4	3	0	0

a 0
b 1
c 2
d 4

解答　b

問５　散布図を示す．
相関係数が＋1に近いのはどれか．　〔2009-午前44〕

a ①
b ②
c ③
d ④

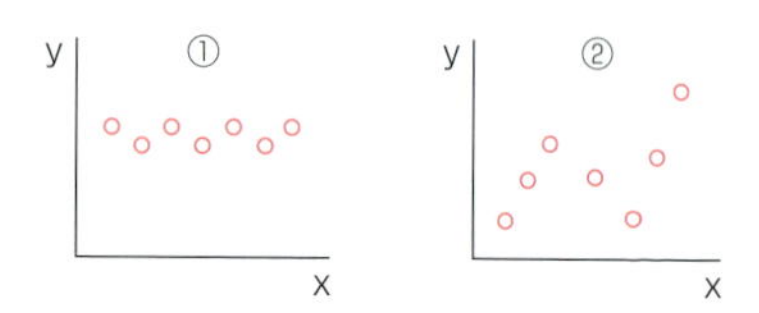

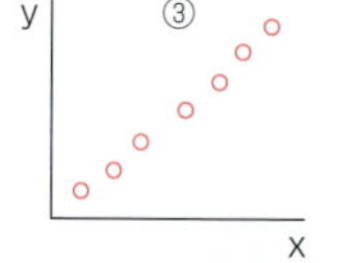

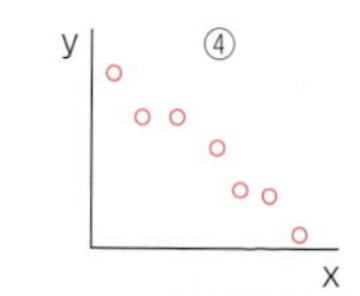

解答　c

歯科保健統計

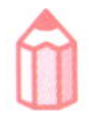

必須知識

[国家統計調査の分類]

統計法によると，国の統計調査は基幹統計調査と一般統計調査に区分している．前者では，保健医療関係では国勢調査，人口動態統計調査，患者調査，医療施設調査，学校保健統計調査などがある．

主な保健医療関係統計調査は，下の表の通りである．

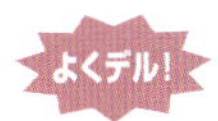

表　主な保健医療関係調査

国勢調査	基幹統計	統計法の代表的な基幹統計であり，我が国の人口，世帯状況，就労状況の現状を示す． ５年ごとに10月１日に，日本国内のすべての住民を対象として調査される．全国，都道府県，市町村別に性・年齢別の人口，世帯数，世帯構成，勤労状況，通勤，通学状況などが調査項目である．
人口動態統計調査	基幹統計	わが国の人口動態を恒常的に調査するものである． 出生，死亡，死産，婚姻，離婚に関する全数調査．毎月集計され，人口の自然増減や死因など重要な公衆衛生状況を知る指標である．
医療施設調査	基幹統計	全国における医療施設の分布とその機能の実態を明らかにする． ３年に１度の静態調査では，病院，一般診療所，歯科診療所の数の他，標榜診療科名，医療従事者数などが調査される．また動態調査（開設，廃止など）は毎月集計
患者調査	基幹統計	病院，一般診療所，歯科診療所を利用する患者の傷病名，入院期間，退院理由などの実態を明らかにする． ３年に１度調査される．ある１日に，病院，一般診療所，歯科診療所から抽出された施設を対象として，医療機関に受診した患者の状況を調査．歯科受診患者数，受診理由（診断名）などが調査される．また，入院患者については１カ月の退院患者数などが調査される．
歯科疾患実態調査	一般統計	５年に１回，国民健康・栄養調査の身体状況調査時に実施．現在指数，う蝕有病者率，DMFT，歯肉の状況（CPI）などの他，歯磨きの状況やフッ化物塗布経験など．
国民健康・栄養調査	一般統計	毎年実施．健康増進法に基づき実施．生活習慣調査（アンケート）で歯の本数と歯間部清掃用具の使用状況が，５年に１回，歯科健康診査受診状況など

学校保健統計調査	基幹統計	毎年実施．幼稚園年長，小学校，中学校，高等学校の歯科保健の状況も把握される．全国集計は抽出校を集計．
医師・歯科医師・薬剤師統計	一般統計	それぞれの法律に基づき，2年に1回調査される．性，生年月日，主な業務内容，従事する診療科，職場の所在地等．業務に従事していない者も調査対象となる．
衛生行政報告例	一般統計	公衆衛生全般にわたる業務上の調査であり，毎年実施される．しかし，保健医療職については隔年で実施．業務に従事する歯科衛生士，歯科技工士も調査対象

POINT!

国が行う保健医療関係の調査について，調査対象（国勢調査は日本に居住するすべての人，医療施設調査は開設施設全数，ほかの統計は抽出された集団），調査間隔（毎年，2年・3年間隔など），調査項目（直接歯科に関する項目など），使用する指標とその内容，結果の概要などについて把握する．

練習問題

問1　国の行う調査で12歳児のDMFTに関する情報が得られるのはどれか．2つ選べ．

〔2014-午後80〕

a 患者調査
b 学校保健統計調査
c 歯科疾患実態調査
d 国民健康・栄養調査

解答　b,c

問2　歯科疾患実態調査による歯磨き回数の年次推移を図に示す．
①はどれか．

〔2019-午後21〕

a 時々みがく
b 1日1回
c 1日2回
d 1日3回以上

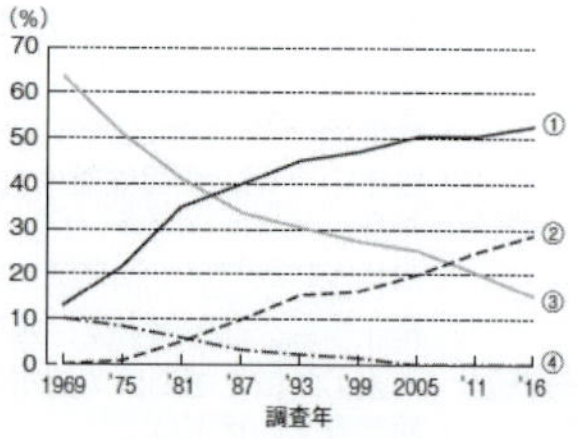

解答　c

問 3　基幹統計はどれか．2 つ選べ．　〔2008- 午前 43〕

a 患者調査　　b 学校保健統計調査
c 歯科疾患実態調査　　d 国民健康・栄養調査

解答　a,b

※本問は国家試験で「指定統計」となっていた用語を「基幹統計」に変更している．

問 4　国勢調査で正しいのはどれか．2 つ選べ．　〔2014- 午前 24〕

a 基幹統計調査である．
b 人口動態統計である．
c 2 年ごとに実施される．
d 国内常住者の全数を調査する．

解答　a,d

問 5　平成 27 年学校保健統計調査で親の世代（およそ 30 年前）に比べて児童の被患率が増加しているのはどれか．2 つ選べ．　〔2020- 午前 22〕

a う　歯　　b 結　核
c 喘　息　　d 裸眼視力 1.0 未満

解答　c,d

問 6　人口動態統計の調査項目はどれか．2 つ選べ．　〔2020- 午前 25〕

a 出生・死亡　　b 転入・転出
c 婚姻・離婚　　d 出国・入国

解答　a,c

保健医療統計の指標

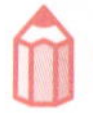

必須知識

[疾病などの発生，流行を表す指標]

罹患（発生）率：年間・ある季節・月間など一定の観察期間に新規に発生した者の割合を示す．インフルエンザなどの感染症や交通事故の発生などに用いている．

罹患（発生）率＝一定観察期間に病気などにかかった者の数÷対象となる集団の人数

有病率：一定時点（ある時期・ある日）に病気などをもっている（有病状態）にある者の割合を示す．

有病率＝一定時点に病気などを持っている者の数÷対象となる（病気を引き起こす可能性のある）集団の人数

[特定の国家調査で用いられる指標]

受療率：患者調査で用いる．調査日に医療施設を利用した推計患者数を人口で割り 10 万対の数で示す．

有訴者率：国民生活基礎調査で用いる．調査日に病気やけがなどの自覚症状がある者を調査対象数（入院者を除く）で割り 1,000 対の数で示す．

通院者率：国民生活基礎調査で用いる．病院や診療所などの医療機関，あんま・はり・きゅう・柔道整復師に通っている者を調査対象者数で割り 1,000 対の数で表す．

疾病・異常被患率：学校保健統計調査で用いる．学校保健統計のそれぞれの疾病・異常の該当者数を検診受検者数で割り 100 対の数（%）で表す．

合計特殊出生率：15 歳から 49 歳までの女性の年齢を考慮した年齢別出生率を合計したもので，分子には母の年齢別出生数，分母には同年齢の女性人口で計算する．

年齢調整死亡率：年齢構成が著しく異なる人口集団間の死亡率などを比

較するときに用いる．年齢構成を一定にするため 1985 年モデル人口を用い，分子には異なる集団のそれぞれの年齢階級のモデル人口×その年齢階級の死亡率から得た死亡数を求め，分母にはそれぞれの集団の人口で算出する．

練習問題

問 1　一定期間内における患者の新規発生率を示すのはどれか．　〔2012- 午後 28〕

a 受療率　　b 罹患率
c 有病率　　d 有所見率

解答　b

問 2　1 年間における食中毒患者の発生割合を示すのはどれか．　〔2015- 午後 25〕

a 受診率　　b 有病率
c 罹患率　　d 受療率

解答　c

問 3　人口動態統計において，一人の女子が 15 ～ 49 歳の間に産む子供の数を示す指標はどれか．　〔2018- 午後 25〕

a 出生率　　b 総再生産率
c 純再生産率　　d 合計特殊出生率

解答　d

Ⅶ 環境・社会と健康

公衆衛生学の概念

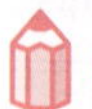

必須知識

[公衆衛生とは]

ウインスロウ（Winslow, 1920）の定義が有名である.

組織された地域社会の努力を通して，疾病を予防し，生命を延長し，身体的，精神的機能の増進をはかる科学と技術である.

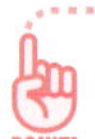

公衆衛生（public health）のキーワード

①集団を対象に ………………………………… 対象
②組織された地域社会の努力を通して ……… 方法
③生活の質（QOL）の保持向上のために …… 目的
④健康寿命の延長をはかる …………………… 資源
科学と技術である.

発展知識

住民集団への伝染病予防や蔓延防止が中心であった従来の「公衆衛生」と対比して，今日は，生活習慣の改善を基本として地域の特性を重視する住民主体の活動が求められ，「地域保健」の用語が用いられる.

練習問題

問 1　公衆衛生について誤っているのはどれか. 〔2001- 午前 55〕

a 健康の維持増進が目的である　　b 地域社会を対象とする
c 個人の努力を支援する　　d 疾病治療が中心である

解答 d

問 2　地域保健で重視するのはどれか. 2 つ選べ. 〔2006- 午前 51〕

a 都道府県による対人サービス　　b 地域特性を考慮した施策
c 第三次予防中心の活動　　d 住民の意向の反映

解答 b,d

健康の概念

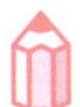

必須知識

WHO（世界保健機関）憲章（1946 年）では，「健康とは肉体的，精神的，社会的に完全に良好な状態であって，単に疾病がないとか，虚弱でないということではない」と定義されている．また，「健康の享受はあらゆる人間にとっての基本的な権利である」としている．

日本国憲法第 25 条でも「すべての国民は，健康で文化的な最低限度の生活を営む権利を有する」と謳（うた）っている．

発展知識

第二次大戦後の日本は，環境衛生の改善と医療の進歩などにより，急性感染症は減少した．一方で，日常生活のあり方によって引き起こされる生活習慣病の克服が大きな課題となってきた．

そこで，健康日本 21 は，壮年期死亡の減少，健康寿命の延伸及び生活の質（QOL）の向上の実現を目的にしている．さらに第 2 次では，健康寿命の延伸と健康格差の縮小の実現を目的としている．

＋PLUS α

生活習慣と健康の関連には，ブレスローの 7 つの健康習慣（Breslow: 1973）がある．①適正な睡眠時間（7 ～ 8 時間），②喫煙をしない，③適正体重を維持する，④過度の飲酒をしない，⑤定期的にかなり激しい運動をする，⑥朝食を毎日とる，⑦間食をしない，の 7 項目となっている．

練習問題

問 1　健康日本 21（第二次）の基本的な方向で正しいのはどれか．2 つ選べ．

〔2016- 午後 23〕

a　健康寿命の延伸　　b　健康格差の縮小
c　壮年期死亡の減少　　d　高度先進医療の推進

解答　a,b

予防の考え方と適用

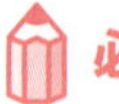

必須知識

Leavell & Clark（1965）は，予防医学における予防の概念を拡大し，疾病の自然進行過程に応じた5つの予防手段の水準（①健康増進，②特異的予防，③早期発見・即時処置，④機能喪失防止，⑤リハビリテーション）を提示し，これを3つの段階（第一次予防，第二次予防，第三次予防）にまとめた．

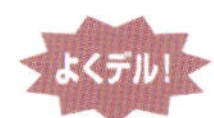

予防の考え方と適応の段階

疾病の自然史	発病前		有病期		
予防医学の3段階	第一次予防		第二次予防		第三次予防
予防医学の5水準	①健康増進	②特異的予防	③早期発見・即時処置	④機能喪失阻止*	⑤リハビリテーション 機能回復・機能訓練
具体例	・健康教育 ・良好な栄養水準の維持	・予防接種 ・発癌物質への暴露防止 ・フッ化物応用	・健康診査 ・精密検査 ・ツベルクリン ・フッ化ジアンミン銀 ・再石灰化療法	・適正な治療	・社会復帰のための理学療法や作業療法 ・義手や義足 ・橋義歯や床義歯

*：Leavell & Clark では第二次予防に含まれていた機能喪失阻止に相当する「疾病発症後の治療」を，第三次予防にする考えもある．

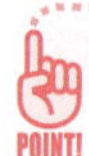

①健康増進は，特定の疾病に対する予防手段ではなく，現在の健康レベルの全体的向上

②特異的予防は，ある特定の疾病や障害に対する予防手段と覚えておこう！

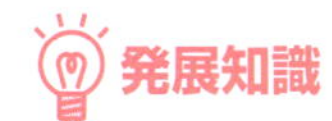

WHO（1980）は，疾病の医学的側面のみならず，社会的側面に考慮し，障害の予防の段階を次のように提唱した．

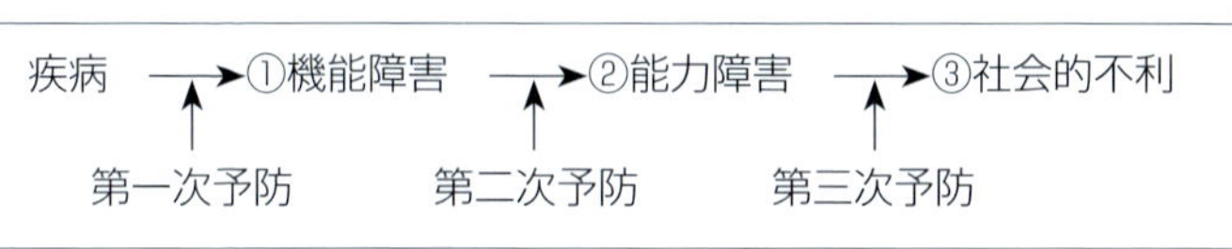

①機能障害：身体の一部の機能や構造に欠陥や異常があること　②能力障害：機能障害のために，行動能力に制限や欠陥があること　③社会的不利（ハンディキャップ）：機能や能力が失われたために，社会参加に不利益があること（国際障害分類 ICIDH）

第三次予防であるリハビリテーションの意義は，心身の機能や能力が失われてもそれを回復したり，代替能力（車椅子等）で社会的不利益を防止することにある．機能や能力障害の定義は 2001 年に改定（①心身の機能・構造の障害，②活動の制限，③社会的参加の制約）されたが，リハビリテーションの意義は同様である（p.88「国際生活機能分類 ICF」参照）．

練習問題

問 1　第一次予防はどれか．　〔2011-午前 27〕

a 集団検診　　b 特異的予防
c 機能喪失防止　　d リハビリテーション

解答　b

問 2　対象者と予防手段の組合せで，第二次予防に該当するのはどれか．2 つ選べ．　〔2013-午前 26〕

a 労働者 —— 一般健康診断　　b 糖尿病患者 —— 食事指導
c 脳梗塞患者 —— 理学療法　　d 医療従事者 —— ワクチン接種

解答　a,b

問 3　第三次予防はどれか．2 つ選べ．　〔2017-午前 16〕

a 抜歯　　b 栄養指導
c 義歯装着　　d 摂食嚥下訓練

解答　c,d

問 4　疾病の自然史における予防の段階で予防接種はどれか．　〔2009-午前 54〕

a 健康増進　　b 特異的予防
c 進展防止　　d 機能回復

解答　b

生涯を通じた保健・福祉

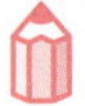

必須知識

[プライマリーヘルスケア]

・1978年にWHOとユニセフ共催の国際会議が，旧ソビエト連邦アルマ・アタで開催され，地域保健医療の基本概念が「アルマ・アタ宣言」として採択された．

・アルマ・アタ宣言によるプライマリーヘルスケアは，特に発展途上国と先進国の保健水準格差を問題にしており，発展途上国の地域努力とともに国際協力の必要性についても述べられている．

[ヘルスプロモーション]

・1986年にカナダのオタワで開催された国際会議で提唱された．

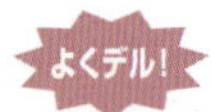

ヘルスプロモーションの概念

定義	人々が自らの健康をコントロールし，改善することができるようにするプロセスである．（1986年オタワ憲章）
目標	QOL（Quality of Life：生活の質）の維持向上，つまり豊かな人生である
健康の捉え方	健康は生きる目的ではなく，人々が幸せな生活を送るための資源である
活動方針	①健康的な公共政策づくり，②健康を支援する環境づくり，③地域活動の強化，④個人技術の開発，⑤ヘルスサービスの方向転換（p.2参照）

・「健康日本21」には，このヘルスプロモーションの理念が反映されている．

[ノーマライゼーション]

・適応力の乏しい障害者や高齢者がほかの人々と等しく生きる社会・福祉環境の整備，実現を目指す基本理念である．

[国際生活機能分類（ICF)]

・ノーマライゼーションを具体的に展開するには，単に疾病や障害を知るだけではなく「生活機能」ということに着目する必要がある．

・「国際障害分類ICIDH」が社会的不利を生む「障害」というマイナス面を中心にとらえたのに対し，「国際生活機能分類ICF」では果たせる「生活機能」というプラス面からもとらえて，保健・医療・福祉サービスを提供するための分類となっている.

・対象者を「生命（生物）レベル」「生活（個人）レベル」「人生（社会）レベル」の３つの側面からとらえて支援する.

POINT! ノーマライゼーションにおいて，「活動」面の向上により生活レベルを変化させ，「参加」面の向上により人生レベルの改善をはかることから，疾病や障害などの個人因子よりも環境因子の役割が重視される.

国際生活機能分類（ICF）

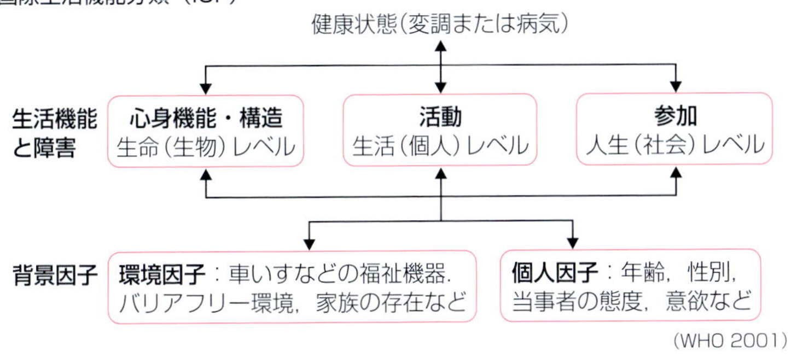

（WHO 2001）

練習問題

問１ プライマリーヘルスケアの理念が採択されたのはどれか. 〔2017-午前24〕

a シドニー宣言　　b リスボン宣言
c ヘルシンキ宣言　　d アルマ・アタ宣言

解答 d

問２ [　　] に入る語句の組合せで正しいのはどれか. 〔2013-午前82〕

[①] において，「ヘルスプロモーションとは，人々が，自らの健康をコントロールし，改善することを増大させようとする [②] 」とした.

	①	②
a	オタワ憲章	プロセス
b	オタワ憲章	サービス
c	アルマ・アタ宣言	ニーズ
d	アルマ・アタ宣言	システム

解答 a

問 3 ヘルスプロモーションの取組みで正しいのはどれか．2 つ選べ． 〔2015- 午後 24〕

a 先進医療の導入
b 健康診査の精度向上
c 健康づくりグループの育成
d ウォーキングコースの整備

解答 c,d

問 4 障害者や高齢者が，できるだけ健常者と同じ生活が営めるようにしようという理念を表すのはどれか．1 つ選べ． 〔問題 2020- 午前 24〕

a プライマリーケア
b ノーマライゼーション
c ハイリスクアプローチ
d ヘルスプロモーション

解答 b

問 5 ICF〈国際生活機能分類〉の構成要素を図に示す． 〔2020- 午後 24〕
①はどれか．1 つ選べ．

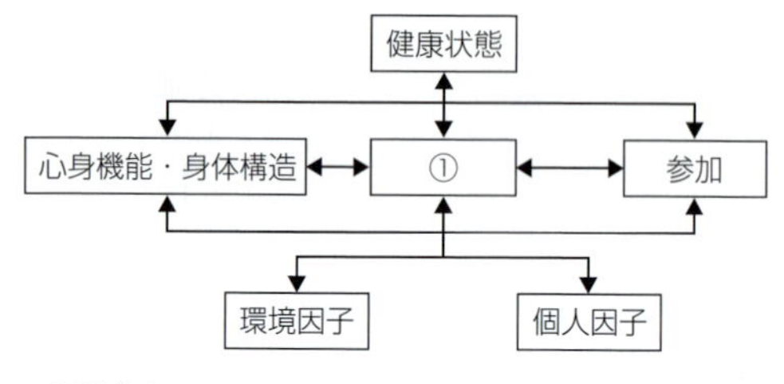

a 学校教育
b 痛みの感覚
c 家族の態度
d セルフケア

解答 d

人口の静態統計

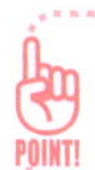
ある時点（断面）での人口調査
総人口・人口構造を把握

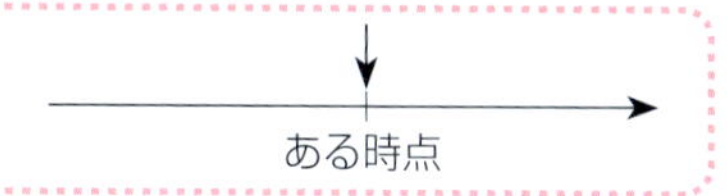

必須知識

[国勢調査]

・わが国の人口静態調査の代表は国勢調査である．
・総務省の行う基幹統計調査で，全国民を対象に，5 年ごとの 10 月 1 日現在の実態を調査する．10 年ごとに大規模調査を行う．
・調査項目は氏名・性・年齢・国籍・配偶関係・職業・世帯・住居関係など

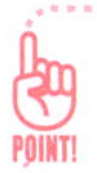
①5 年毎（大規模 10 年），②全数調査，③人口静態統計と覚えておこう！

[人口構造]

人口の年齢 3 区分別人口構造

年齢 3 区分	年齢	構成割合（2020 年）
年少人口	0 ～ 14 歳	12.0%　減少傾向
生産年齢人口	15 ～ 64 歳	59.3%　減少傾向
老年人口	65 歳以上	28.8%　増加傾向

・人口ピラミッド：人口の性・年齢構造を示す．日本は現在，つぼ型傾向であるが，第 1 次ベビーブームと第 2 次ベビーブームの 2 つの膨らみのある形を示している．
・ピラミッド型は，高出生・高死亡で発展途上国によくみられる．つりがね型は，低出生，低死亡で先進国に多くみられる．つぼ型を示すのは超低出生，低死亡の国である．
・わが国の総人口は減少傾向にある．

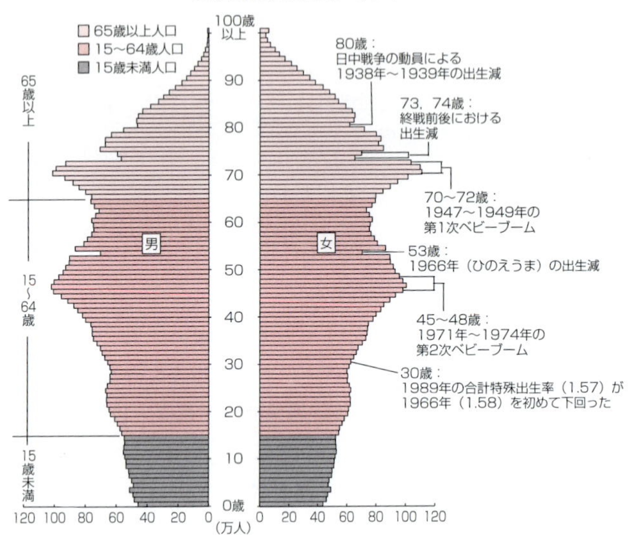

（総務省統計局：2019 年国勢調査抽出速報集計結果）

人口指数 2020 年

$$\text{年少人口指数} = \frac{\text{年少人口}}{\text{生産年齢人口}} \times 100 = 20.0\%$$

$$\text{老年人口指数} = \frac{\text{老年人口}}{\text{生産年齢人口}} \times 100 = 48.6\%$$

$$\text{従属人口指数} = \frac{\text{年少人口} + \text{老年人口}}{\text{生産年齢人口}} \times 100 = 68.8\%$$

$$\text{老年化指数} = \frac{\text{老年人口}}{\text{年少人口}} \times 100 = 240.9$$

POINT!
高齢化の要因は，①老年人口の増加，②年少人口の減少と覚えておこう！
③老年化指数が 100 を超える（日本　約 240　2020 年）．

練習問題

問１　国勢調査で正しいのはどれか．２つ選べ．　〔2012-午後 23〕

a 標本調査である．　b 死亡原因がわかる．
c 老年人口がわかる．　d ５年ごとに実施される．

解答　c,d

問２　国勢調査で正しいのはどれか．２つ選べ．　〔2014-午前 24〕

a 基幹統計調査である．　b 人口動態統計である．
c ２年ごとに実施される．　d 国内常住者の全数を調査する．

解答　a,d

問３　年齢３区分別人口割合（平成 27 年）を図に示す．従属人口の割合はどれか．　〔2008-午前 53 改変〕

a 12.7%　b 26.7%
c 39.4%　d 73.3%

12.7%	26.7%	60.6%

解答　c

問４　人口静態統計の調査項目はどれか．　〔2018-午前 23〕

a 出　生　b 就　業
c 婚　姻　d 死　亡

解答　b

問５　現在の我が国の人口問題で正しいのはどれか．１つ選べ．　〔2021-午後 24〕

a 健康寿命は短縮している．　b 高齢者の割合は増加している．
c 出生数が死亡数を上回っている．　d 人口の構造はピラミッド型である．

解答　b

人口の動態統計

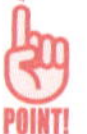
ある一定期間（1 年）での人口調査
調査項目：出生・死亡・死産・婚姻・離婚

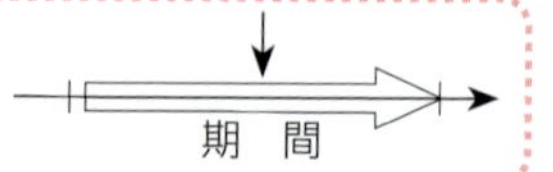

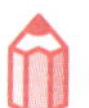
必須知識

[出生に関する統計]

指標	表示	2020 年
出生率	人口千人当たりの 1 年間の出生数	6.8
合計特殊出生率（粗再生産率）	1 人の女性が一生に生む子どもの数	1.34
総再生産率	1 人の女性が一生に生む女児数	0.66（'19）
純再生産率	死亡率を考慮した 1 人の女性が一生に生む女児数	0.66（'19）

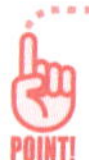
純再生産率が 1.0（合計特殊出生率では 2.1 程度）より小さいと将来人口は減少する.

[死亡に関する統計]

指標	表示	2020 年
粗死亡率	人口千人当たりの 1 年間の死亡数	11.1　増加
年齢調整死亡率	集団の年齢構成を等しく（標準化）して計算した死亡数	男 4.6　女 2.4 減少（'19）
PMI	50 歳以上の死亡数が全死亡数に占める割合	95.1%（'06）

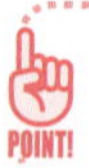
年齢構成の異なる集団間の比較には，年齢調整死亡率を使おう！
PMI が高いほど健康水準が高いことを示す.

[死因別死亡]

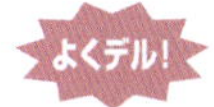

死因順位と死亡総数に占める割合（概数）

死因順位	死因	死亡割合（2020年）
第1位	悪性新生物	27.6%
第2位	心疾患	15.0%
第3位	老衰	9.6%
第4位	脳血管疾患	7.5%
第5位	肺炎	5.7%

年齢階級別死因

年齢	第1位（2020年）
0～4歳	先天奇形，変形および染色体異常
5～14歳	悪性新生物
15～39歳	自殺
40～89歳	悪性新生物
90～94歳	心疾患
95歳以上	老衰

わが国における主要死因別死亡率の年次推移

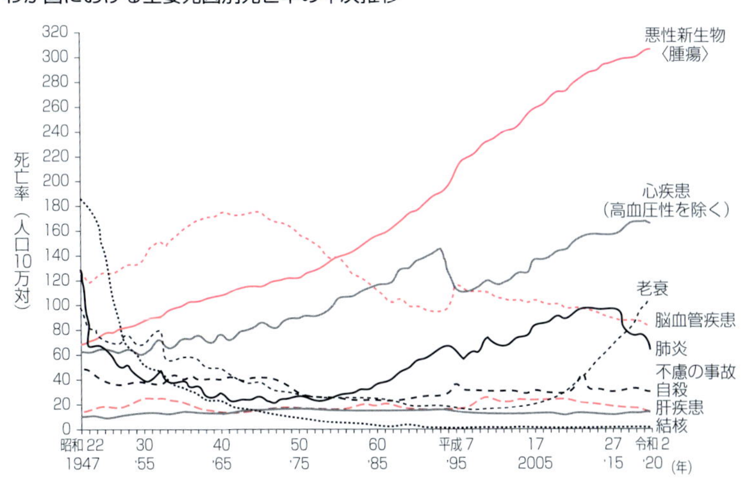

（厚生労働省：国民衛生の動向 2021/2022）

[母子保健に関する死亡率]

指　標	定義	2020年
死産率	満12週以降の死児の出産数（出産千対）	20.1
周産期死亡率	妊娠22週以降の死産 ＋生後1週未満の早期新生児死亡数（出産千対）	3.2
早期新生児死亡率	生後7日（1週）未満の死亡数（出生千人対）	0.7
新生児死亡率	生後28日（4週）未満の死亡数（出生千人対）	0.8
乳児死亡率	満1歳未満の乳児死亡数（出生千人対）	1.8
妊産婦死亡率	妊婦または分娩後42日以内の褥婦の死亡数 （出産10万人対）	3.3（'19）

（令和2年（2020）人口動態統計月報年計（概況）結果概要より）

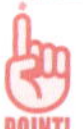

乳児死亡率は，その国の衛生状態を示す．日本は先進国中で最も低い．現在では妊産婦死亡率も減少し，先進国の中でも低い．

平均余命と平均寿命

2020年	男	女
平均寿命	81.64	87.74

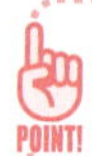

平均寿命とは0歳児の平均余命をいう．日本は，世界有数の長寿国である．健康寿命（日常生活に制限のない期間）との差が男性約9年，女性約12年（2019年）ある．

練習問題

問1　平均寿命はどれか．　〔2003-午前55〕

a 0歳の平均余命　　b 20歳の平均余命
c 50歳以降生存者の平均年齢　　d 65歳以降生存者の平均年齢

解答　a

問2　日本の出生率（人口千対），合計特殊出生率，総再生産率および純再生産率の推移を表に示す．合計特殊出生率はどれか．　〔2009-午前55改変〕

a ①
b ②
c ③
d ④

	①	②	③	④
昭和55年	1.75	0.85	13.6	0.83
平成10年	1.38	0.67	9.6	0.67
令和元年	1.36	0.66	7.0	0.66

解答　a

問 3　人口動態統計における死因別にみた死亡率の推移を図に示す．矢印で示すのはどれか．　〔2018- 午後 26〕

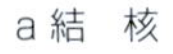

a 結　核
b 肺　炎
c 心疾患
d 肝疾患

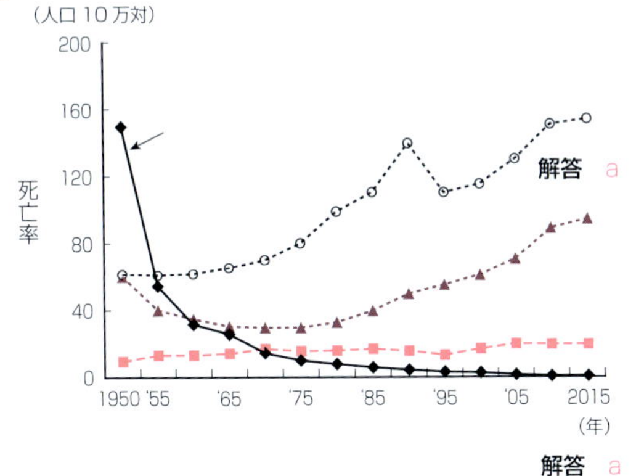

解答　a

問 4　ある死亡原因の年代別・年齢階級別死亡率を図に示す．この死亡原因はどれか．　〔2019- 午前 23〕

a 肺　炎
b 糖尿病
c 心疾患
d 悪性新生物

解答　a

問 5　人口動態統計の調査項目はどれか．２つ選べ．　〔2020- 午前 25〕

a 出生・死亡
b 転入・転出
c 婚姻・離婚
d 出国・入国

解答　a,c

地球環境と健康／環境保全と公害防止

必須知識

わが国では，国内における公害や環境汚染に対処するために，公害対策基本法（1967 年）が制定された．しかし，現代の環境問題は人の活動による地球温暖化やオゾン層の破壊，海洋の汚染，森林破壊と砂漠化など地球規模での環境破壊に至っている．そうした状況から，地球規模の環境保全や生態系保護を目的として公害対策基本法に代わって環境基本法（1993 年）が施行された．

よくデル！　地球環境の変化と健康への影響

地球環境問題	原因	健康への影響
地球温暖化	二酸化炭素（CO_2），メタンやフロンなどの温室効果ガス	異常気象，熱帯病の増加
オゾン層の破壊	フロンガスによるオゾン層の破壊で有害な紫外線の地表への到達量が増加	皮膚がん，白内障
酸性雨	イオウ酸化物（SOx），窒素酸化物（NOx）	農作物や建築物への被害，河川や土壌の酸性化
砂漠化	森林伐採，家畜の放牧，温暖化現象	飢餓や栄養不足

＋PLUSα

ダイオキシンは，主に廃棄物の焼却施設から発生するほか，金属精錬やたばこの煙，自動車の排ガスなどからも発生し，発がん性や催奇性が指摘されている内分泌かく乱化学物質（環境ホルモン）である．

[公害と健康への影響]

公害の定義（環境基本法）：公害とは事業活動その他の人の活動に伴って生ずる相当範囲にわたる大気の汚染，水質の汚濁，土壌の汚染，騒音，振動，地盤の沈下および悪臭によって，人の健康または生活環境にかかわる被害が生じることをいう．

大気汚染：二酸化硫黄（石油・石炭の燃焼），一酸化炭素（自動車排ガス），二酸化窒素（自動車排ガス），光化学オキシダント（窒素酸化物や不飽和炭化水素に紫外線が作用して発生），アスベスト，PM2.5（微小粒物質）．

水の汚染：工場や鉱山からの有害物質（カドミウム，ヒ素，鉛など）

［主な公害と健康障害］

主な公害	原因	健康障害
熊本水俣病（1956 公式確認）	工場排水中メチル水銀*による魚介類汚染	中枢神経疾患（知覚障害，中心性視野狭窄，運動失調など）
四日市喘息（1960～）	硫黄酸化物による大気汚染	気管支喘息
イタイイタイ病（1910～70年代に多発）	鉱山廃水中カドミウムによる飲料水や農作物汚染	カルシウム代謝障害による骨軟化症
新潟水俣病（1965～）	工場排水中メチル水銀*による魚介類汚染	有機水銀中毒による中枢神経疾患

*有機水銀は無機水銀に比べて毒性が強く，特にアルキル水銀の中枢神経への作用は特異的である．アルキル水銀の中でもメチル水銀の毒性が最も強い．

練習問題

問1　光化学オキシダントの原因物質となるのはどれか．〔2017-午前25〕

a 二酸化窒素　　b 二酸化炭素
c 二酸化硫黄　　d 二酸化ケイ素

解答　a

問2　有害な作用を発現する気中濃度が最も高いのはどれか．1つ選べ．〔2020-午後25〕

a 一酸化炭素　　b 二酸化硫黄
c 二酸化炭素　　d 二酸化窒素

解答　c

問3　大気中CO2濃度の上昇が原因となるのはどれか．1つ選べ．〔2021-午前24〕

a 酸性雨　　b 森林の減少
c 地球温暖化　　d オゾン層の破壊

解答　c

生活環境と健康

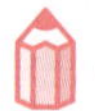

必須知識

人の健康は，人を取り巻く環境と密接な関係がある．生体は，自然環境が変化すると恒常性を保とうとする機能をもっている．しかし，この機能の限界を超えると健康に影響する．

温熱環境：体内では代謝による熱産生と物理的な放熱で，体温が一定に保たれている．放熱は輻射，伝導と対流，蒸発により行われ，大部分が皮膚からの輻射と伝導による．気温が上がると発汗が始まり，蒸発による放熱が増加する．

温熱条件	測定機器
気温	アスマン通風乾湿計
気湿	アスマン通風乾湿計の乾球温度と湿球温度から算出
気流	カタ寒暖計を使いカタ冷却力から求める
輻射熱	黒球寒暖計

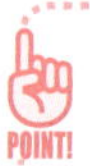

総合的温熱指数として，カタ冷却力，感覚温度（湿度 100%，無風を基準として，同じ温度感の気温を示す），不快指数（気温と気湿から求める．不快指数 80 以上でほとんどの人が不快と感じる）などがある．

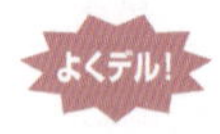

空気・水と健康

室内空気	酸素 (O_2)	空気中の酸素濃度 21%，呼気に 17%，酸素濃度が 16%以下になると酸素欠乏症状，高濃度酸素の長時間吸入は未熟児では失明する
	二酸化炭素 (CO_2)	空気中濃度は 0.03%，呼気に 4%，室内の衛生学的許容濃度は 0.1%で，換気のめやすを示す
	一酸化炭素 (CO)	不完全燃焼時に発生し，無色，無臭の気体．血液中のヘモグロビン（Hb）との結合力が高く，酸素の 250 ～ 300 倍で，毒性が強い．一般建造物の許容基準は 10 ppm 以下

飲料水	飲料水の条件	①人体に安全（病原性微生物，有害物質を含まない），②使用上の不便がない（着色と硬度），③不快感がない（臭気，異味，濁り）
	水道法の水質基準（50 項目）	①硝酸性窒素および亜硝酸性窒素（10 mg/L 以下），②有機物（過マンガン酸カリウム（10 mg/L 以下），③塩素イオン（200 mg/L 以下），④フッ素（0.8 mg/L）⑤一般細菌（100/L 以下），大腸菌（検出されない），⑥カルシウム，マグネシウム等（硬度 300 mg/L 以下），⑦総トリハロメタン（塩素消毒による副産物で発がん性物質）など

＋PLUSα

水系伝染病：水を介して発生する感染症で，消化器系伝染病（赤痢，腸チフス，コレラなど）が多いが，A 型肝炎の流行例もある．

特徴：①爆発的に流行，②給水地域と患者発生地域が一致，③性，年齢，職業による差がないが，乳児は罹患しないことが多い，④致命率は低い

[上水道と下水道の水の処理]

上水道	下水道
普及率：97.9% 浄水法：沈殿→濾過→消毒 ・主に薬品沈殿（硫酸アルミニウム） ・主に急速濾過（フロック利用） ・主に塩素消毒 末端で遊離塩素濃度 0.1 ppm 以上 ・水中の有機物質と塩素が反応してできるトリハロメタンの発癌性が問題	普及率：78.3%　福島一部除 下水処理：沈殿→曝気槽（好気性分解） ・主に活性汚泥法 下水に活性汚泥を加え，曝気槽で空気を送り込み攪拌して，好気性微生物により有機物の参加・分解を行う

水は，BOD（生物学的酸素要求量），COD（科学的酸素要求量），SS（浮遊物質）が高く，DO（溶存酸素）が低いほど汚染されている．pH は中性が望ましい

練習問題

問 1　水道法の水質基準において検出されないことと規定されているのはどれか．

〔2016- 午後 24〕

a 水銀　　b 大腸菌

c フッ素　　d ホルムアルデヒド

解答　b

問 2 呼吸に伴う空気成分の変化を表に示す．
①に該当するのはどれか． 〔2007-午前 54〕

a 0.01%　　b 0.03%
c 2%　　d 4%

	酸素	二酸化炭素
吸気	21%	0.03%
呼気	17%	①

解答 d

問 3 歯科診療室における診療中の環境測定結果（夏季）を表に示す．
改善すべき項目はどれか． 〔2009-午前 57〕

a ①
b ②
c ③
d ④

項目	測定値
① 気　湿	60%
② 感覚温度	22℃
③ 二酸化炭素	0.03%
④ 一酸化炭素	0.01%

解答 d

問 4 感覚温度を求めるのに必要な指標の組合せはどれか． 〔2018-午前 25〕

a 気　湿──気　流──輻射熱　　b 気　流──輻射熱──気　温
c 気　湿──気　温──輻射熱　　d 気　温──気　湿──気　流

解答 d

廃棄物処理

必須知識

廃棄物の処理は「廃棄物の処理及び清掃に関する法律（廃棄物処理法）1970年制定」に基づいて行われる．廃棄物とは，ごみ，粗大ごみ，燃え殻，汚泥，ふん尿，廃油，廃酸，廃アルカリ，動物の死体その他の汚物又は不要物であって，固形状または液状のもの（放射性物質及びこれによって汚染された物を除く）をいう．

廃棄物は産業廃棄物と一般廃棄物に大別される．産業廃棄物は，事業活動に伴って生じた廃棄物のうち，燃え殻，汚泥，廃油，廃酸，廃アルカリ，廃プラスチック類その他政令で定める廃棄物が定められており，それ以外が一般廃物である．このうち，爆発性，有毒性，感染性，その他健康または生活環境に係る被害を生ずる恐れがあるものを特別管理産業廃棄物および特別管理一般廃棄物という．

医療廃棄物は医療機関から排出される廃棄物の総称である．このうち，感染性廃棄物（感染性産業廃棄物および感染性一般廃棄物）は，他の廃棄物と分別して処理しなければならない．

よくデル！　歯科医療施設から排出される廃棄物の種類

廃棄物	産業廃棄物	特別管理産業廃棄物	感染性産業廃棄物	・血液等が付着したもの（メス，注射針，ディスポーザブル手袋，廃プラスティック，金属くず，石膏模型，印象剤など） ・非感染性であっても鋭利なもの（注射針，メス，破損したガラス製品）は同等に扱う
		その他の産業廃棄物	産業廃棄物	レントゲン現像液，ホルマリン，ディスポーザブル手袋 滅菌処理した石膏模型
	一般廃棄物	特別管理一般廃棄物	感染性一般廃棄物	血液付着のガーゼや脱脂綿 抜歯した歯，切除した歯肉
		その他の一般廃棄物	一般廃棄物	血液非付着のガーゼや紙くず

発展知識

医療機関での廃棄物の管理と処理

- 処理責務：一般廃棄物については市町村，産業廃棄物は事業者
- 感染性廃棄物の管理と処理は，廃棄物処理法に基づく感染性廃棄物処理マニュアル（環境省，2017 年）に従う．処理を業者に委託する場合は産業廃棄物管理票（マニフェスト）を交付し管理（5 年間の保管義務）する．
- 歯科診療室内では歯科医師・歯科衛生士が，特別管理産業廃棄物管理責任者となり，感染事故を防止し，適正に処理する必要がある．
- 感染性廃棄物にはバイオハザードマークをつけ管理する．

＋PLUSα　望ましいマークの色

液状・泥状のもの（血液等）……赤色
固形状のもの（血液等が付着したガーゼ等）……橙色
鋭利なもの（注射針等）……黄色

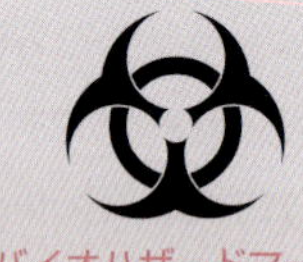
バイオハザードマーク

練習問題

問 1　［　　］に入るのはどれか．　〔2017- 午後 24〕
感染性廃棄物とは，医療機関等から生じ，人が感染し，もしくは感染するおそれのある［　　］が含まれる可能性のある廃棄物をいう．

a 病原体　　b 危険物質
c 汚染物質　　d 有害物質

解答　a

問 2　5 年間の保管が規定されているのはどれか．2 つ選べ．　〔2017- 午前 94〕

a 診療録　　b 歯科技工指示書
c 産業廃棄物管理票　　d 歯科衛生士業務記録

解答　a,c

問 3　歯科医院の感染性廃棄物容器表示を図に示す．　〔2020- 午前 26〕
血液の付いたガーゼを廃棄する容器に用いる表示の色はどれか．1 つ選べ．

a 青　　b 赤
c 黄　　d 橙

解答　d

疫学

必須知識

疫学とは，人間集団を対象に，健康事象（健康に関する事柄）の頻度と分布のルールを明らかにし，対策を立てる科学である．

[疾病や異常（健康障害）の発生要因]

宿主要因	遺伝，年齢，性，人種など
環境要因	生態的，社会的（職業，学歴，婚姻など），時間的，地理的
病因	生物学的，物理的，化学的

よくデル！ 疫学研究の方法

記述疫学	健康事象を観察し，頻度と分布を記述→発生要因に関する仮説を立てるのが目的
分析疫学	仮説が正しいかどうか検証するのが目的 自然の状況下で行われるので，観察疫学ともいう
実験疫学（介入研究）	仮説を実験的に直接証明．人間を対象とする場合を介入研究とよび，人体実験のためインフォームドコンセントが必要

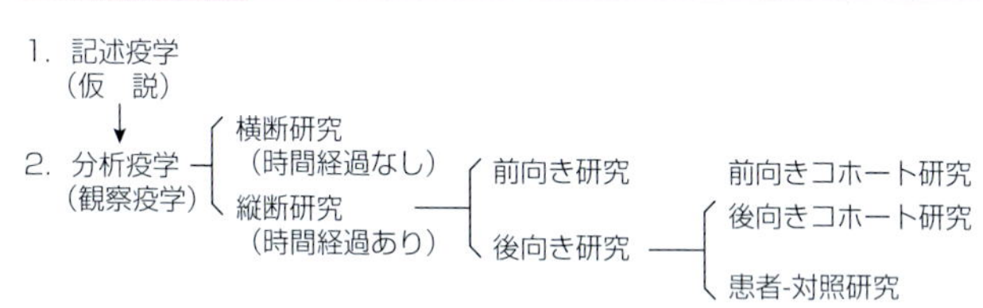

3．実験疫学（介入研究）

発展知識

コホート研究と症例研究の比較：

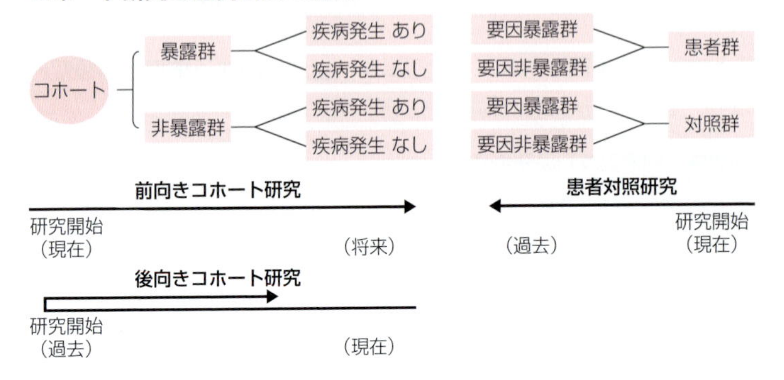

スクリーニング検査：

POINT!　スクリーニングの要件：①有効性が高いこと（敏感度と特異度が高いこと）　②信頼性が高いこと　③費用が安いこと　④簡便であること

＋PLUSα　スクリーニング検査の有効性の指標

スクリーニング検査	有病者	健康者	計	
陽性（＋）	a（真陽性）	b（偽陽性）	a＋b	陽性的中率 a/(a＋b)
陰性（－）	c（偽陰性）	d（真陰性）	c＋d	陰性的中率 d/(c＋d)
計	a＋c	b＋d	総数	
	敏感度＝a/(a＋c)	特異度 d/(b＋d)		

① 敏感度：患者を陽性とする割合　② 特異度：健康者を陰性とする割合
③ 陽性的中率：検査陽性者のうち，真に有病者の割合
④ 陰性的中率：検査陰性者のうち，真に健康者の割合

EBM（根拠に基づいた医療）の実践：

疫学研究で得られた研究成果を臨床に応用するのが臨床疫学である．

練習問題

問 1　疾病のスクリーニング検査で正しいのはどれか.　〔2002- 午前 54〕

a 確定診断が目的である.
b 有所見者は精密検査が必要である.
c 検査内容が複雑である.
d 自覚症状のない人は対象外である.

解答　b

**問 2　観察的疫学研究法の流れを図に示す.
この方法はどれか.**　〔2019- 午後 24〕

a 横断研究
b 生態学的研究
c 患者対照研究
d コホート研究

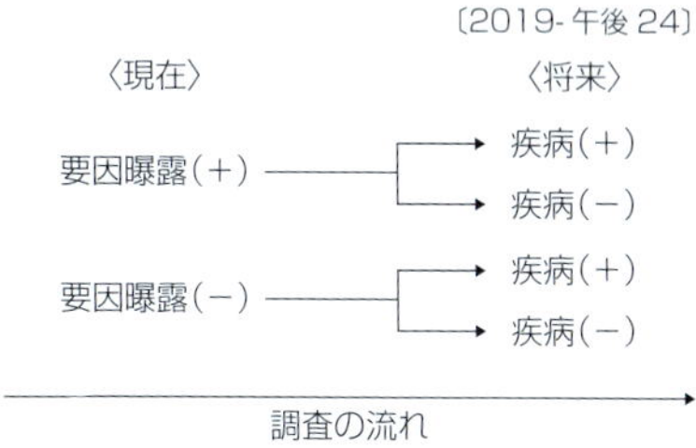

解答　d

**問 3　ランダム化比較対照試験の流れを図に示す.
ランダム化を行うのはどれか. 1 つ選べ.**　〔2021- 午前 25〕

a ①
b ②
c ③
d ④

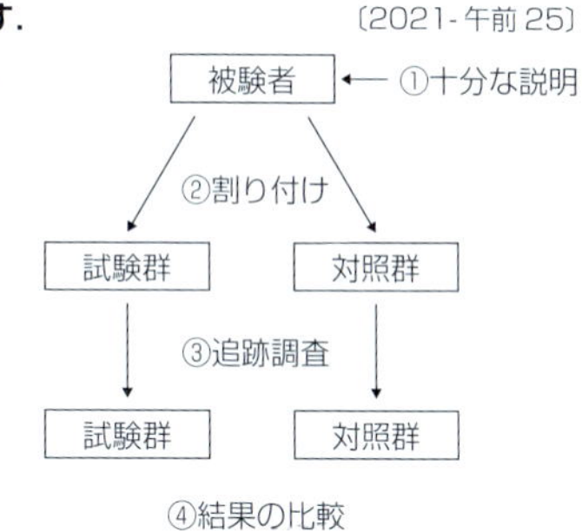

解答　b

問 4　EBM 実践の手順で, 最初のステップはどれか. 1 つ選べ.　〔2020- 午後 26〕

a 情報の適用
b 問題の定式化
c 情報の収集と選択
d 情報の批判的吟味

解答　b

感染症流行の３大要因とその予防

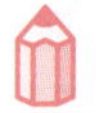

必須知識

[感染と発病]

感染とは病原体が宿主（ヒトなど）の体内に侵入して，増殖または成長することである．感染の結果，宿主に病理的変化が生じ，なんらかの臨床症状を示すことを発病（発症）という．

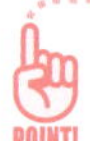

顕性感染：感染して発病する場合
不顕性感染（無症状感染，潜伏感染）：感染しても症状があらわれない場合

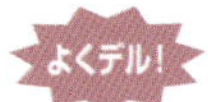

感染症流行の三大要因とその対策

①感染源，②感染経路，③宿主の感受性，の３つの要因が揃ったときに発生や流行する．したがって，いずれかの要因をなくすことで感染症を予防することが可能である．

	感染源	感染経路	宿主の感受性
感染成立の三要因	患者 保菌者 接触者 病原体保有動物 病原体のいる土壌	直接伝播 直接接触（性病，狂犬病） 飛沫伝播（covid-19*，インフルエンザ，結核） 垂直感染（胎盤感染で梅毒，麻疹や風疹） 間接伝播 水系・食物感染 媒介動物感染 空気感染 院内感染（歯科用器具を通じたウイルス性肝炎，MRSA）	・宿主に病原体への感受性がなければ感染しない （感受性のない状態を抵抗力があるという） （免疫があるとは，感染を回避する生物的防御力を持っている状態をいう）
対策	患者の発見・隔離 保菌者の就業禁止 汚染物件の廃棄 汚染場所の消毒 検疫	接触機会の制限 清潔の保持 伝播動物の駆除（害虫駆除）	・非特異的予防（休養・栄養・運動等） ・特異的予防（予防接種，免疫血清グロブリン：A型肝炎，γグロブリン：麻疹）

＊　新型コロナウイルス感染症の感染経路は飛沫感染が主体で，換気が悪い環境では，咳やくしゃみなどがなくても感染すると考えられる．

+PLUS α 後天免疫

① 自然免疫：自然に獲得された免疫
- 自然活動免疫：過去の感染によって抗体が体内で産生される
- 自然受動免疫：胎盤や母乳を通じて抗体そのものを受ける

② 人工免疫：予防接種は 人工活動免疫 を獲得させるもの
- 人工活動免疫：生ワクチン（結核，麻しん，風しん，水痘），不活化ワクチン（インフルエンザ，日本脳炎），トキソイド（ジフテリア，破傷風）
- 人工受動免疫：γグロブリン（麻疹，ジフテリア，破傷風）

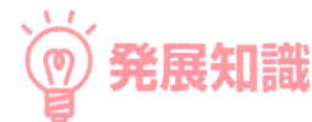

発展知識

[院内感染の防止]

日和見感染：通常は病原菌とならない常在菌や無害菌が起炎菌となり，感染を生じること．院内感染として生じるMRSA（メチシリン耐性黄色ブドウ球菌），エイズ患者にみられるカリニ肺炎などがある．医療法が2007年（平成17年）改正され歯科診療所においても院内感染防止のためのマニュアルなどの整備，職員研修が義務化された．

[主要感染症の動向と予防]

新興感染症	1970年代以降に新しく認識された感染症	エボラ出血熱，AIDS，SARS，鳥インフルエンザ，O157など
再興感染症	制圧されたと考えられたが再び勢いを増してきた感染症	結核，MASA，マラリアなど

[法による対策]

①感染症の予防及び感染症の患者に対する医療に関する法律（感染症法）：新興感染症や再興感染症の出現，医学の進歩，人権尊重の要請，国際交流の活発化など，近年の感染症を取り巻く環境の変化に対応するため，伝染病予防法，エイズ予防法，性病予防法は統合され，1999年感染症法が施行された．2006年の改正で，結核対策も組み込まれ，結核予防法も廃止された（表1）．

表１　感染症法の概要 2021 年４月施行（　内は暗記に役立つ語呂合わせ）

感染症類型	定義 と疾患名
一類感染症	危険性が極めて高い感染症 （エボラのペストはマクラ闘争なんべ～） **エボラ**出血熱，**ペスト**，**マ**ールブルグ病，**ク**リミア・コンゴ出血熱，**ラ**ッサ熱，**痘そう**，**南米**出血熱，
二類感染症	危険性が高い感染症 （鳥は時差ボケ） 鳥インフルエンザ（H5N1・H7N9），ジフテリア，重症急性呼吸器症候群（SARS），急性灰白髄炎（ポリオ），結核，中東呼吸器症候群（MERS）
三類感染症	危険性は高くないが，**特定の職業への就業**によって感染症の集団発生を起こし得る感染症 （最近ハチはコレラで出血） **細菌**性赤痢，パラチフス，腸**チ**フス，**コレラ**，腸管**出血**性大腸菌感染症
四類感染症	**動物**又はその死体，**飲食物**，衣類，寝具その他の物件を介して人に感染し，国民の健康に影響を与えるおそれのある感染症（人から人への感染はない） E 型・A 型肝炎，黄熱，Q 熱，狂犬病，鳥インフルエンザ（H5N1，H7N9 を除く），ボツリヌス症，マラリア，野兎病，日本脳炎，デング熱，その他の感染症（政令）
五類感染症	国が感染症**発生動向調査**を行い，その結果等に基づいて必要な情報を国民や医療関係者等に提供・公開していくことによって，発生・拡大を防止すべき感染症 インフルエンザ（鳥インフルエンザ及び新型インフルエンザ等感染症を除く），ウイルス性肝炎（A 型肝炎及び E 型肝炎を除く），クリプトスポリジウム症，後天性免疫不全症候群（AIDS），性器クラミジア感染症，梅毒，麻疹，メチシリン耐性黄色ブドウ球菌感染症（MRSA），その他の感染症（省令）
新型インフルエンザ等感染症	新型インフルエンザ，再興インフルエンザ，新型コロナウイルス感染症，再興型コロナウイルス感染症
指定感染症	既知の感染症の中で，一から三類及び新型インフルエンザ等感染症に分類されないが同等の措置が必要となった感染症（延長含め最長２年）
新感染症	人から人に伝染すると認められ，既知の感染症と症状等が明らかに異なり，その伝染力及びり患した場合の重篤度から危険性が極めて高い感染症

②予防接種法：現行の被接種者の責務既定は，受けるよう努めなければならない努力義務で，対象者の健康状態を把握している「かかりつけ医」での個別摂取が推進されている（**表２**）.

表２　予防接種法における推奨接種

定期接種	**A 類疾病（主に集団予防）**	ジフテリア，百日せき，急性灰白髄炎，麻しん，風しん，日本脳炎，破傷風，結核，Hib 感染症，小児の肺炎球菌感染症，ヒトパピローマウイルス感染症（子宮頸がん予防），水痘，B 型肝炎，痘そう（現在実施されていない）
	B 類疾病（主に個人予防）	インフルエンザ，高齢者の肺炎球菌感染症※

臨時接種	・まん延予防上緊急の必要があるときに実施 ・努力義務を課す臨時接種（新型コロナウイルスワクチン）と，努力義務を課さない臨時接種（弱毒型インフルエンザ等を想定）がある．

③検疫法：国内に常在しない感染症の病原体が船舶又は航空機を介して国内に侵入することを防止する．検疫感染症（一類感染症，新型インフルエンザ等感染症＜新型コロナウイルス感染症は 2021 年ここに指定し直された＞，その他政令で指定された感染症＜ジカウイルス感染症，チクングニア熱，中東呼吸器症候群，テング熱，鳥インフルエンザ (H5N1 または H7N9)，マラリア＞患者に対し隔離，感染した恐れのある者に対し停留を行う．

＋PLUSα

新型コロナウイルス感染症に対する措置について（2021 年現在）

・感染症法に基づく主な措置：外出自粛要請，入院勧告，就業制限，無症状者への適用
・特別措置法（特措法）：緊急事態宣言のもとで，都道府県知事は，営業時間短縮や休業要請などに正当な理由なく応じない事業者に対し，「命令」ができる．

練習問題

問 1　感染症予防で感染経路対策はどれか．2 つ選べ．　〔2021- 午前 23〕

a 予防接種　b 患者の隔離
c マスクの着用　d 使用器具の滅菌

解答　c,d

問 2　結核はどれか．　〔2019- 午前 25〕

a 新興感染症　b 再興感染症
c 輸入感染症　d 日和見感染症

解答　b

問 3　予防接種法による定期予防接種はどれか．2 つ選べ．　〔2019- 午後 25〕

a 麻　疹　b 狂犬病
c B 型肝炎　d 流行性耳下腺炎

解答　a,c

問 4　スタンダードプレコーションにおいて直接接触感染の防止に有効なのはどれか．　〔2018- 午前 24〕

a マスク　b ガウン
c グローブ　d フェイスガード

解答　c

生活習慣と生活習慣病

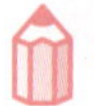

必須知識

[生活習慣病]

・生活習慣病とは，食習慣，運動習慣，休養，喫煙，飲酒などの生活習慣（ライフスタイル）がその発症・進行に関与する疾患群をいう.

・生活習慣病には，2 型糖尿病，高血圧症，脂質異常症，肥満，悪性新生物，心疾患，脳卒中などがある.

[非感染性疾患（NCDs）]

・非感染性疾患（NCDs）：世界保健機関（WHO）は，不健康な食事や運動不足，喫煙，過度の飲酒などの原因が共通しており，生活習慣の改善により予防可能な疾患をまとめて「非感染性疾患（NCD）」と位置付けている．主に，悪性新生物・糖尿病・循環器疾患・慢性呼吸器疾患が含まれている．慢性疾患，生活習慣病ともよばれる.

表　非感染性疾患（NCDs）と生活習慣との関連

	喫煙	食事	身体活動	飲酒
悪性新生物	あり	あり	あり	あり
循環器疾患	あり	あり	あり	あり
糖尿病	あり	あり	あり	あり
COPD（慢性閉塞性肺疾患）	あり			

発展知識

・健康や疾病の生活習慣は，歯科を含め共通の要因がかかわっているとする共通生活習慣（コモン・リスク／ヘルス・ファクターアプローチ）の考え方が健康づくりに大切である.

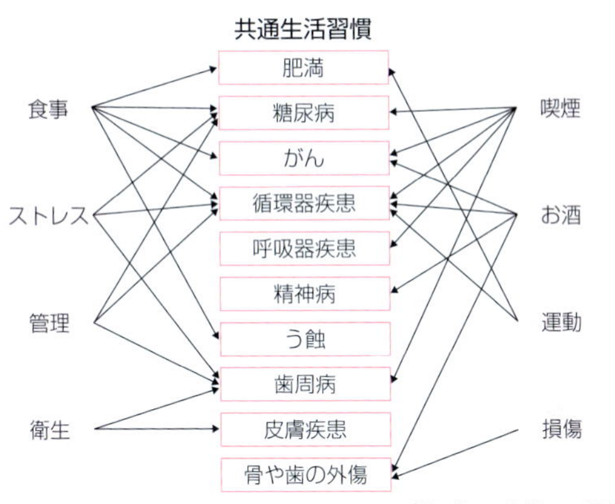

（Sheiham & Watt, 2000）

練習問題

問1　生活習慣病はどれか．2つ選べ．　〔2008-午前59〕

a 結核　　b インフルエンザ
c 高脂血症　　d 2型糖尿病

解答　c,d

問2　2019年国民生活基礎調査における介護が必要となった原因とその割合を図に示す．　〔2017-午前26改変〕

①はどれか．

a 認知症
b 骨折・転倒
c 脳血管疾患
d 高齢による衰弱

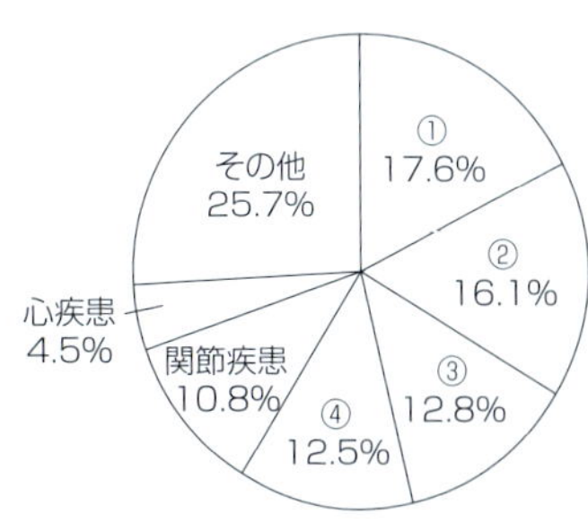

解答　a

※生活習慣病ともよばれる「脳血管疾患（脳卒中）は②である（「疫学，疾病・異常の発生要因」参照）

生活習慣病の予防

必須知識

・生活習慣病の背景因子として，「遺伝」，「環境」，「生活習慣」が考えられているが，その発症や重症化予防において「個人の生活習慣」や「社会環境」の影響が大きい．そこで，健康日本 21（第 2 次）では「生活習慣の改善」と「社会環境の改善」により生活習慣病の発症・重症化予防対策を推進している．

・現在では，病気を早期に発見・治療する「二次予防」より，生活の質（QOL）を維持するためには，病気になる前段階のライフスタイルを改善する「一次予防」こそが重要と考えられている．

発展知識

健康日本 21 では，生活習慣病予防に集団全体に働きかけリスクを下げるポピュレーションアプローチと，対象も方法も明確にしやすい高リスク群に働きかけるハイリスクアプローチを組み合わせて対策が進められている．

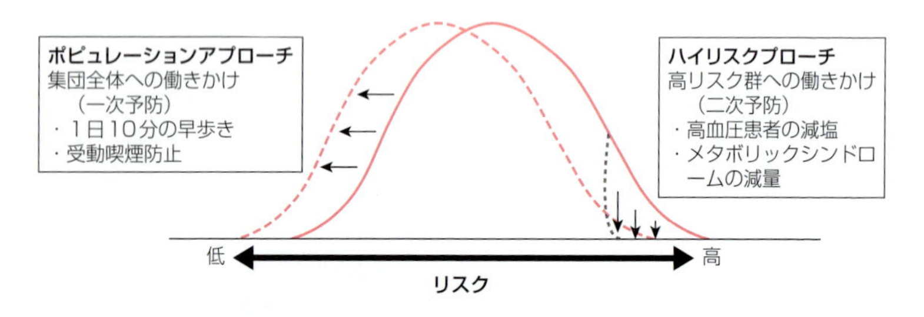

+PLUSα

メタボリックシンドローム（内臓脂肪症候群）の診断基準

日本肥満学会（JASSO）等基準（2005 年）/ 厚生労働省 e- ヘルスネット生活習慣病予防（2021 年）

①必須項目：腹囲男性 85cm，女性 90cm* 以上が必須，かつ

②選択項目：3 項目中 2 項目以上に該当

　最高血圧 130Hg 以上 / 最低血圧 85mmHg 以上のいずれかまたは両方

　中性脂肪 150mg/dL 以上，または HDL コレステロール 40mg/dL 未満

　空腹時血糖 110mg/dL 以上**

*内臓脂肪面積　100 cm^2 に相当　腹囲については議論があり，国や学会により値が異なる.

**国民健康・栄養調査での項目基準は，血糖がヘモグロビン A1c（NGSP）値 6.0%以上.
特定保健指導は，空腹時血糖 100mg/dL 以上または HbA1c（NGSP）値 5.6 以上.

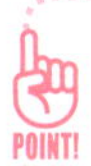

1. メタボリックシンドロームとは：内臓脂肪型肥満に加えて，高血糖，高血圧，脂質異常のうちいずれか 2 つ以上を併せもった状態をいう.
2. メタボリックシンドロームになると，糖尿病，高血圧症，脂質異常症の一歩手前の段階でも，これらが内臓脂肪型肥満をベースに複数重なることによって，動脈硬化を進行させ，心臓病や脳卒中（心筋梗塞等）といった命に関わる疾病の発症リスクが高くなる.
3. 予防改善：食べ過ぎや運動不足など，悪い生活習慣の積み重ねが原因となって起こるため，生活習慣の改善によって，予防・改善できる.

1 に運動，2 に食事，しっかり禁煙，最後に薬（厚生労働省生活習慣病対策）

練習問題

問 1 生活習慣病の予防に有効なのはどれか．1 つ選べ． 〔2020-午後 27〕

a 行動変容　　b 食品衛生
c 流行監視　　d 予防接種

解答 a

問 2 メタボリックシンドロームの判定で用いられるのはどれか．2 つ選べ． 〔2013-午後 24〕

a 腹　囲　　b 血　圧
c 尿　酸　　d ALT〈GPT〉

解答 a,b

問 3 ある集団へ PCR の改善を目的に歯磨き指導を実施した．PCR の度数分布を指導前は点線で，指導後は実線で示す． 〔2014-午前 23〕
ポピュレーションアプローチの効果があったのはどれか．

a ①
b ②
c ③
d ④

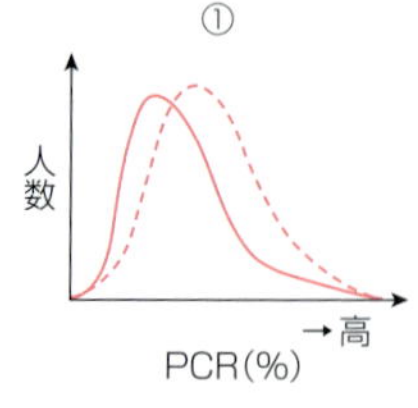

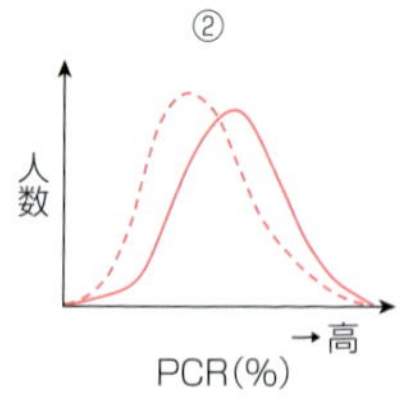

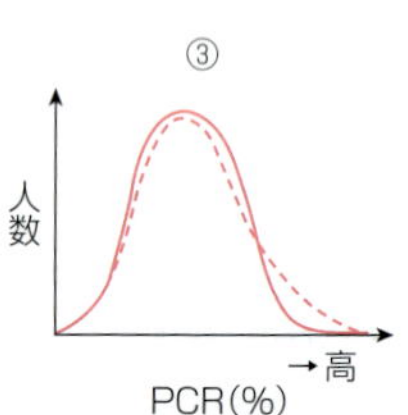

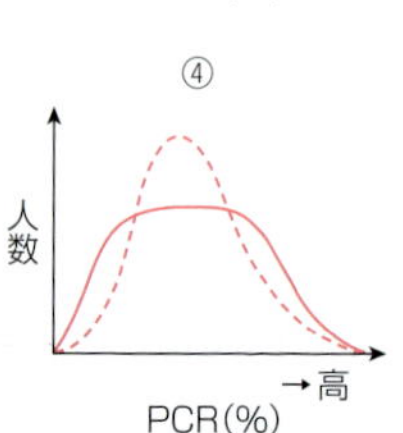

解答 a

食品と健康

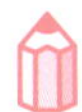

必須知識

食生活の変化に伴い，食品の安全性に関わる考え方が変化してきた．食中毒は食品媒介感染症としても位置づけられた．また，牛海綿状脳症（BSE）の安全対策が強化され，遺伝子組み換え食品やアレルギー物質を含む食品の表示も義務付けるなど食品の安全性対策が強化されてきている．

[食中毒とその予防]

食中毒の分類

細菌性食中毒	感染型（増殖した細菌：腸炎ビブリオなど） 毒素型（細菌が産生した毒素：ボツリヌスなど）
ウイルス性食中毒	ノロウイルス（生ガキ等），A 型肝炎ウイルスなど
自然毒食中毒	植物性自然毒（毒キノコ，青梅，ジャガイモの芽）動物性自然毒（フグ毒：テトロドトキシン，貝類）
化学性食中毒	水俣病，イタイイタイ病，カネミ油症，ヒ素ミルク中毒
原虫性食中毒	クリプトスポリジウムなど

ノロウイルス：患者数第 1 位，生ガキ，冬季に多い，加熱処理有効

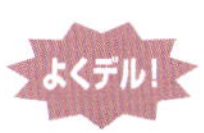

細菌性食中毒の分類（感染型と毒素型の特徴）

	感染型	毒素型
原因	増殖した細菌そのものによる	産生された毒素による
潜伏期	長い	短い
毒素	菌体外毒素	菌体内毒素
致命率	一般的に低い	ボツリヌス食中毒は高い
食前加熱による予防	有効	無効
病原菌	腸炎ビブリオ，サルモネラ族菌，カンピロバクター，病原大腸菌 腸管出血性大腸菌（O157）	ボツリヌス菌，ブドウ球菌，セレウス菌

感染型食中毒

病原菌	主な感染源	特徴
腸炎ビブリオ	魚介類，漬物	好塩菌で真水に弱い
サルモネラ	食肉，鶏卵	熱に弱い
腸管出血性大腸菌	水，野菜，糞便	ベロ毒素を出す大腸菌で O157
カンピロバクター	主に鶏肉	潜伏期 2 ～ 5 日とやや長い

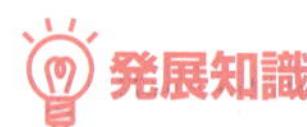

毒素型食中毒

病原菌	主な感染源	特徴
黄色ブドウ球菌	化膿した手指 乳房の感染した牛乳	潜伏期 2 ～ 4 時間（短い） エンテロトキシン：この毒素は熱に強い
ボツリヌス菌	缶詰，真空パック，いずし	嫌気性菌，神経麻痺症状，高致死率，毒素は熱に弱く食前の加熱が有効

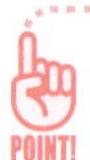

細菌性の食中毒は，季節的には夏に多いが，暖房の普及で冬でも発生し注意が必要である．また，ウイルス性の食中毒は，寒い冬に多い．

発展知識

HACCP（Hazard Analysis and Critical Control Point）：危機分析に基づく重要管理点システムで，食品の製造において原材料から最終製品に至るまで，どの工程でどのような危害が発生するかあらかじめチェックし，それに基づき重要な管理基準を設定する．手順を文書にし，だれでも守れるようにした合理的で確実性がある衛生管理法．

練習問題

問 1　細菌性食中毒で正しい組合せはどれか．2 つ選べ．　〔2003- 午前 49〕

a 腸炎ビブリオ――魚介類　　b サルモネラ――鶏卵

c 病原性大腸菌――手指の化膿傷　　d ブドウ球菌――飲料水

解答　a,b

問2　細菌性食中毒で正しい組合せはどれか.　〔2004-午前48〕

a 病原大腸菌 ―― 食肉　　b 腸炎ビブリオ ―― 魚介類
c ブドウ球菌 ―― キノコ類　　d ボツリヌス菌 ―― 飲料水

解答　b

問3　毒素型細菌性食中毒の特徴はどれか.　〔2007-午前60〕

a 感染型より潜伏期が短い.　　b 菌体内毒素が原因である.
c 菌を死滅させれば予防できる.　　d 腸管内で菌が増殖して発症する.

解答　a

問4　食中毒の原因別月別発生数〈件数〉を図に示す. ノロウイルスによるのはどれか.　〔2017-午後25〕

a ①
b ②
c ③
d ④

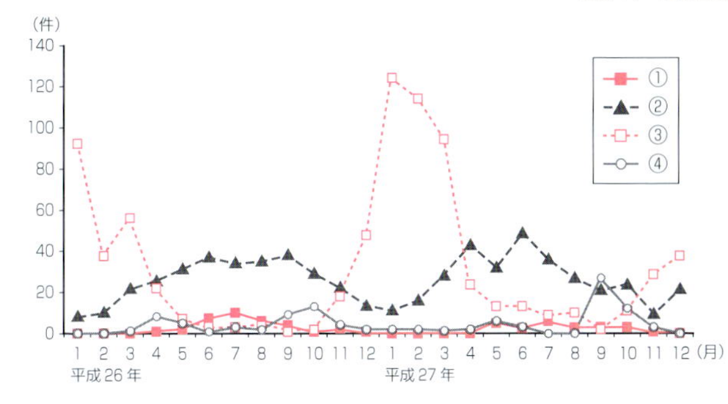

解答　c

健康日本 21（第2次）

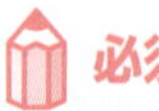

必須知識

健康日本 21（第 1 次）が 2012 年で終了し，最終評価で提起された課題等を踏まえて第 4 次国民健康づくり対策である健康日本 21（第 2 次）策定された．健康日本 21（第 2 次）は，2013 年から 10 年間の計画であり，基本方針として，①健康寿命の延伸と健康格差の縮小，②生活習慣病の発症予防と重症化予防，③社会生活機能の維持及び向上，④健康を支え，守るための社会環境の整備，⑤栄養・食生活，身体活動・運動，休養，飲酒，喫煙及び歯・口腔の健康に関する生活環境及び社会環境の改善の 5 分野（53 項目）が掲げられ，それぞれについて目標が設定されている．

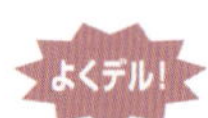

健康日本 21（第 2 次）の概要

実施期間	2013 年～ 2022 年
基本的方向	①健康寿命の延伸と健康格差の縮小 ②生活習慣病の発症予防と重症化予防の徹底（NCD 〈非感染性疾患〉の予防） →がん，循環器疾患，糖尿病，COPD（慢性閉塞性肺疾患） ③社会生活を営むために必要な機能の維持及び向上 →こころの健康，次世代の健康，高齢者の健康 ④健康を支え，守るための社会環境の整備 ⑤生活習慣及び社会環境の改善（栄養・食生活，身体活動・運動，休養，飲酒，喫煙及び歯・口腔の健康）

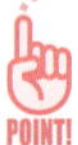

健康日本 21（第 2 次）の基本的方向として，健康寿命の延伸，健康格差の縮小などがある

健康日本 21（第 2 次）では分野別に具体的目標を設定

＋PLUSα

健康日本 21（第 2 次）では，生活習慣病の 1 次予防と重症化防止，健康寿命の延伸に加え，地域間や社会階層間の健康格差の縮小などにも取り組むことになった．

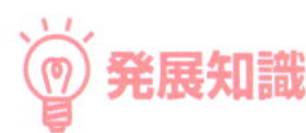

発展知識

わが国の健康づくり対策としては，長寿社会の到来に備え 1978 年からスタートした「第 1 次国民健康づくり対策」では，生涯を通じた健康づくりの推進のため老人保健事業の実施や市町村保健センターの整備促進などの事業を実施された．引き続き 1988 年から第 2 次国民健康づくり対策（アクティブ 80 ヘルスプラン）を実施され，生活習慣の改善による疾病予防・健康増進の考え方のもとに，健康増進のための施設整備や健康運動指導士などの人材養成が図られた．2000 年から 2012 年に実施された健康日本 21（第 1 次）は，21 世紀における国民健康づくり運動（第 3 次国民健康づくり対策）であり，従来の健康づくり運動よりも健康の増進や発病を予防する一次予防に重点を置いた対策を強力に推進することで，壮年期死亡の減少，健康寿命の延伸，生活の質の向上などを図ることを目的とした．

練習問題

問 1　健康日本 21 <21 世紀における国民健康づくり運動>について正しいのはどれか．2 つ選べ．〔2014- 午後 23〕

a 市町村に計画策定義務がある．　b 地域保健法を根拠としている．
c 具体的な数値目標を示している．　d 健康寿命の延伸を目指している．

解答　c,d

問 2　健康日本 21（第二次）の基本的な方向で正しいのはどれか．2 つ選べ．〔2016- 午後 23〕

a 健康寿命の延伸　b 健康格差の縮小
c 壮年期死亡の減少　d 高度先進医療の推進

解答　a,b

問 3　[　　　] に入るのはどれか．〔2018 －午後 24〕

健康日本 21（第二次）において，健康寿命とは「健康上の問題で [　　　] が制限されることなく生活できる期間をいう」とされた．

a 職業生活　b 医療受診
c 社会参加　d 日常生活

解答　d

健康日本21（第2次）の歯科保健目標

必須知識

歯・口腔の健康は摂食と構音を良好に保つために重要であり，生活の質の向上にも大きく寄与する．目標は，健全な口腔機能を生涯にわたり維持することができるよう，疾病予防の観点から，歯周病予防，う蝕予防及び歯の喪失防止に加え，口腔機能の維持及び向上等について設定した．これら目標の達成に向けて，国は，歯科口腔保健に関する知識等の普及啓発や「8020（ハチマルニイマル）運動」のさらなる推進等に取り組むこととされた．

よくデル！ 健康日本21（第2次）の歯・口腔の目標

項　目	策定時のベースライン	目標（2022年）
①口腔機能の維持・向上（60歳代における咀嚼良好者の割合の増加）	73.4%（2009年）	80%
② 歯の喪失防止		
ア　80歳で20歯以上の自分の歯を有する者の割合の増加	25.0%（2005年）	60%
イ　60歳で24歯以上の自分の歯を有する者の割合	60.2%（2005年）	80%
ウ　40歳で喪失歯のない者の割合の増加	54.1%（2005年）	75%
③歯周病を有する者の割合の減少		
ア　20歳代における歯肉に炎症所見を有する者の割合の減少	31.7%（2005年）	25%
イ　40歳代における進行した歯周炎を有する者の割合の減少	37.3%（2005年）	25%
ウ　60歳代における進行した歯周炎を有する者の割合の減少	54.7%（2005年）	45%
④乳幼児・学齢期のう蝕のない者の増加		
ア　3歳児でう蝕のない者の割合が80%以上ある都道府県の増加	6都道府県（2009年）	47都道府県

（赤字は国試出題）

イ　12歳児の一人平均う歯数が1.0歯未満である都道府県の増加	7都道府県（2011年）	47都道府県
⑤過去1年間に歯科検診を受診した者の割合の増加	34.1%（2009年）	65%

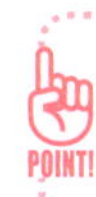

健康日本21（第2次）の歯・口腔の健康では，疾病予防の観点から，歯周病予防，う蝕予防及び歯の喪失防止に加え，口腔機能の維持及び向上等について目標設定

+PLUSα

歯科保健目標は，①口腔機能の維持・向上（60歳代における咀嚼良好者の割合の増加），②歯の喪失防止（40歳，60歳，80歳），③歯周病を有する者の割合の減少（20歳，40歳，60歳），④乳幼児・学齢期のう蝕のない者の増加（3歳，12歳），⑤過去1年間に歯科検診を受診した者の割合の増加である．

発展知識

平成28年歯科疾患実態調査結果の概要が発表され，80歳で20歯以上自分の歯を保有する者の割合（8020達成者率）が前回の40.2%から51.2%に増加した．健康日本21（第2次）では，8020達成者率を平成34年において50%にするという目標を掲げていたが，今回の調査結果により，その目標が達成されたことになる．この結果から②ア，イおよび④ア，イの2022年目標値を変更した．

練習問題

問 1　健康日本 21（第二次）における歯・口腔の健康の目標設定の考え方を図に示す．①はどれか．　〔2018-午後 21〕

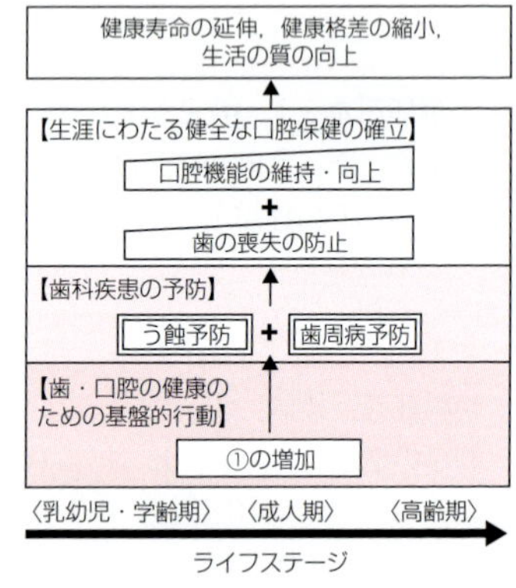

a 歯科検診の受診者
b 1 日 3 回歯を磨く者
c フッ化物配合歯磨剤使用者
d ゆっくりよく噛んで食べる者

解答　a

問 2　健康日本 21（第二次）の「歯・口腔の健康」の目標設定の概念図を示す．①に最も関連するのはどれか．1 つ選べ．　〔2021-午後 22〕

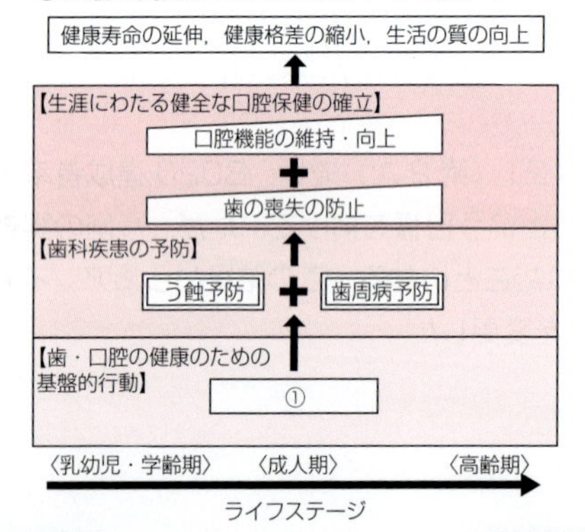

a 歯科医師法　　b 地域保健法
c 歯科口腔保健の推進に関する法律〈歯科口腔保健法〉
d 地域における医療および介護の総合的な確保の推進に関する法律

解答　c

健康増進法

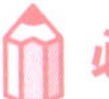

必須知識

健康増進法は，健康日本 21 の法的基盤として，栄養改善も含めた国民の健康増進をはかり，国民保健の向上を目的としたものである．この法律では，栄養改善，食生活や運動，喫煙等の生活習慣の改善を通じた国民の健康増進の概念をあげている．具体的には，①国民健康・栄養調査の実施，②生活習慣病の発生状況の把握，③生活習慣相談等の実施，④受動喫煙の防止などを規定している．

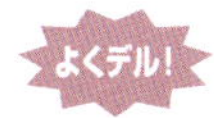

健康増進法

制定年	2002 年
背景	急速な高齢化や疾病構造の変化に伴い，国民の健康増進の重要性が著しく増大しているなかで，「健康日本 21」を中核とする健康づくり，疾病予防，さらには積極的に推進するために法的基盤が必要になった
目的	国民の健康増進の総合的な推進に関して基本的な事項を定め，また国民栄養の改善等の措置を講じ，国民の健康を図る（健康日本 21 の法的根拠）
主な内容	①国民健康・栄養調査の実施，生活習慣病発生状況の把握 ②保健指導等（生活習慣相談，健康増進事業等の実施） ③受動喫煙の防止 ④特定用途表示及び栄養表示基準

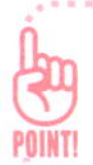

健康増進法は，健康日本 21 の法的根拠
主な内容は，国民健康・栄養調査の実施，受動喫煙の防止など

＋PLUSα

健康増進法に基づく事業として，基本健康診査，がん検診，歯周疾患検診，骨粗鬆症検診等が市町村で実施されている．なお，特定健康診査は高齢者の医療の確保に関する法律により医療保険の保険者が実施する（p.160 参照）．

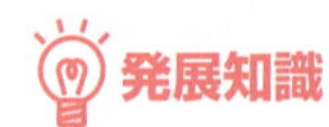

発展知識

2016年における健康寿命（日常生活に制限のない期間）は，男性72.14年，女性74.79年であり，平均寿命と健康寿命との差は，日常生活に制限のある「不健康な期間」を意味する．平均寿命と健康寿命の差は，男性8.96年，女性12.49年である．

練習問題

問1　健康増進法に規定されているのはどれか．2つ選べ．　〔2015-午前29〕

a 食中毒の予防　　b 受動喫煙の防止
c 国民健康・栄養調査の実施　　d 市町村保健センターの設置

解答　b,c

問2　健康増進法に基づいて実施するのはどれか．　〔2013-午後19〕

a 歯周疾患検診　　b 風疹の予防接種
c 結核の定期健康診断　　d 先天性代謝異常検査

解答　a

問3　健康増進法に基づいて市町村が実施するのはどれか．2つ選べ．　〔2018-午後22〕

a 健康教育　　b 日常生活支援
c 生活機能評価　　d 健康手帳の交付

解答　a,d

保健所，市町村保健センターの業務

必須知識

保健所は，疾病の予防，健康増進，環境衛生など，公衆衛生活動の専門機関であり，地域保健法に基づき都道府県，政令指定都市，中核市その他指定された市または特別区によって設置されている．とくに都道府県が設置する保健所は，地域保健の広域的・専門的・技術的なサービスを行う拠点として機能を強化され，保健医療福祉の連携を図る観点から二次医療圏などを考慮して整備されている．市町村保健センターは，地域保健法により市町村が設置する機関で，健康づくり推進のための住民に密接した健康相談，健康教育，健康診査などの対人保健サービスを総合的に行う拠点である．

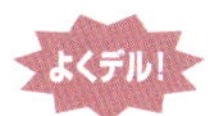

保健所と市町村保健センターの比較

	保健所	市町村保健センター
法令	地域保健法	
設置	都道府県，政令指定市，中核市，特別区	市町村
設置数	470 か所（2021 年） 二次医療圏ごとに設置	2,457 か所（2021 年）
所長	原則として一定基準を満たした医師	医師である必要はない
役割	地域保健の広域的，専門的，技術的サービスを提供 疾病の予防，健康増進，環境衛生，健康危機管理等の拠点 衛生行政の専門機関	地域住民に身近な対人保健サービスを提供 地域における健康づくりの場 地域における母子保健・老人保健の拠点
主な業務	人口動態統計，栄養の改善 食品衛生・環境衛生・医療機関の監視・指導 歯科保健，AIDS・伝染病予防 特殊疾病等で長期療養を必要とする者の保健	健康相談，保健指導，健康診査などの対人保健サービスを総合的に実施

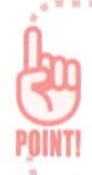

保健所は，地域保健の広域的・専門的・技術的サービスの拠点
市町村保健センターは，対人保健サービスの拠点

＋PLUSα

保健所の業務のうち「その他，地域保健に係る統計」「AIDS の予防」「治療方法が確立していない疾病その他の特殊の疾病により長期に療養を必要とする者の保健」など専門的かつ技術的な業務は，市町村保健センターではなく，保健所の業務である．

発展知識

「都道府県及び市町村における歯科保健業務指針（1997 年）」によると，保健所の歯科保健業務は，①専門的かつ技術的な業務の推進，②連携，調整，③調査・研究等の推進，④情報の収集・提供，⑤企画・調整機能の強化，⑥市町村に対する技術的な指導・支援とされている．

市町村保健センターが実施する歯科保健事業は，①母子に関すること，②成人に関すること（8020 運動等），③老人に関すること（在宅寝たきり老人も含む），④地域の特性に応じた歯科保健事業等となっている．

練習問題

問 1　保健所の業務はどれか．2 つ選べ．　〔2015- 午後 27〕

a 保険医の指導　　b HIV 検査の実施
c 業務上疾病の認定　　d 精神障害者の相談

解答　b,d

問 2　地域の健康危機管理の拠点はどれか．1 つ選べ．　〔2021- 午前 26〕

a 保健所　　b 地域医療支援病院
c 市町村保健センター　　d 地域包括支援センター

解答　a

地域保健活動の進め方

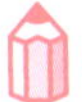

必須知識

地域保健活動は，①現状把握：地域住民がかかえている健康上の問題点を把握，②問題の分析：健康に影響を及ぼす問題点について疫学的手法を用いて分析し，どの活動が必要かを判断，③活動の計画：目的，対象，時期，場所などを考慮した計画，④活動の実施：健康教育，健康相談，健康診査など，⑤活動の評価：活動の実施状況を到達度，健康水準，経済効果，計画の妥当性といった項目で結果を評価，といったステップに従って進める必要がある．これらは，臨床で患者を診断・治療する過程と同様である．

よくデル！ 地域保健活動の進め方

① 現状の把握（地域住民の声，既存資料の利用，健康診査・健康調査の実施）
② 問題の分析（緊急性を優先，住民のニーズを考慮，科学的に妥当な方法を選択）
③ 活動の計画（目的，対象，実施時期，実施場所，内容，方法，予算などの明確化）
④ 活動の実施（健康教育，健康相談，健康診査，予防処置，訪問指導など）
⑤ 活動の評価（到達度，健康水準，経済効果，計画の妥当性について評価）

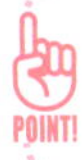

地域保健活動の進め方は，まず現状を把握し，問題を分析してから，活動の計画・実施・評価へ

＋PLUSα

効果的な地域保健活動には，適切な計画（Plan），実施（Do），評価（Check），改善（Act）というステップ（PDCA サイクル）が必要である．このステップは，①対象集団が抱える健康問題やニーズを把握する，②取り組むべき課題と地域保健活動の目的や目標を決める，③目的や目標を達成するための方法や内容を考え，計画を作成する，④作成した計画に基づいて実施する，⑤実施した内容を評価する，の 5 段階に分けられる．

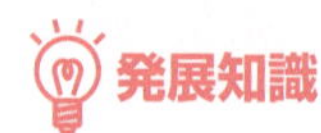

医療法では，都道府県ごとに医療計画を作成し，医療圏を設定するよう定めている．これは地域における体系的な医療の提供を図るために，医療資源の地域的な偏在の是正と医療施設間の相互の機能連携等を目的している．一次医療圏は市町村を単位として日常的医療（プライマリ・ケア）を，二次医療圏は広域市町村を単位として入院医療を，三次医療圏は都道府県を単位として先進的・高度的医療を提供する．

練習問題

問 1　地域保健活動で効果的な事業展開を行う手順を図に示す．①〜③の組合せで正しいのはどれか．　〔2012-午後 80〕

	①	②	③
a	実施	評価	改善
b	実施	改善	評価
c	改善	実施	評価
d	改善	評価	実施

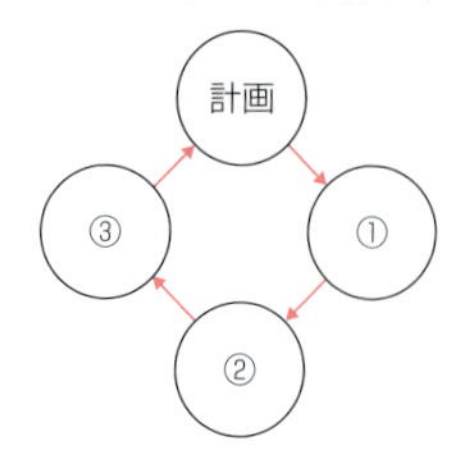

解答　a

問 2　地域保健事業におけるアウトカム評価はどれか．1 つ選べ．　〔2020-午前 28〕

a 有病率　　b 予算額
c 実施頻度　　d 対象者数

解答　a

問 3　地域歯科保健活動でアウトカム評価の対象はどれか．2 つ選べ．　〔2021-午前 22〕

a 歯科医療費の減少　　b 口腔の QOL の向上
c 歯科健診の実施回数　　d 担当人員の活用状況

解答　a,b

母子保健事業

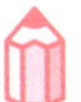

必須知識

母子保健事業は，住民にとって身近な存在である市町村において基本的母子保健サービスが提供される．具体的には，妊娠の届出の受理，母子健康手帳の交付，健康診査（妊産婦，乳児，1歳6か月児，3歳児），妊産婦と新生児の訪問指導などである．都道府県および都道府県の設置する保健所では，市町村との連絡調整，指導，助言ならびに専門的母子保健サービス（養育医療，障害児の療育指導，慢性疾患児の療育医療）の提供が行われている．

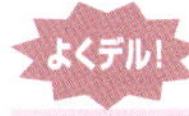

等道府県・市町村の母子保健サービスの比較

	都道府県（保健所） 専門的母子保健サービス	市町村（市町村保健センター） 基本的母子保健サービス
健康診査等	先天性代謝異常等検査	健康診査 （妊産婦，乳幼児，1歳6か月児，3歳児）
保健指導等	不妊専門相談 女性の健康教育　等	妊娠の届出 母子健康手帳の交付 低出生体重児の届出 妊産婦・乳幼児の保健指導
訪問指導	難病支援等	妊産婦・新生児の訪問指導 未熟児の訪問指導
療養援護等	妊娠中毒症の療養の援護等 小児慢性特定疾患治療研究事業	未熟児養育医療
医療対策	周産期・小児医療施設整備等	母子健康センターの設置

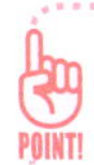

基本的母子保健サービス（健康診査，歯科保健指導等）は，市町村が提供
専門的母子保健サービス（難病支援等）は，都道府県（保健所）が担当

＋PLUSα

養育医療とは，母子保健法第20条に基づき，身体の発育が未熟なまま生まれ入院を必要とする乳児が，指定医療機関において入院治療を受ける場合に，その治療に要する医療費を公費により負担する制度である．

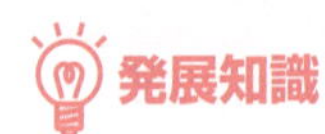

「健やか親子 21（第 2 次）」は，「すべての子どもが健やかに育つ社会」の実現を目指し，関係するすべての人々，関連機関・団体が一体となって取り組む国民運動である．期間は 2015 ～ 2023 年度で，達成すべき 3 つの基盤課題「切れ目のない妊産婦・乳幼児への保健対策」「学童期・思春期から青年期に向けた保健対策」「子どもの健やかな成長を見守り育む地域づくり」と，2 つの重点課題「育てにくさを感じる親に寄り添う支援」と「妊娠期からの児童虐待防止対策」を掲げている．

練習問題

問 1　市町村保健センターの業務はどれか． 〔2009- 午前 47〕

a 感染症の対策　　b 医療機関の監視
c 未熟児の養育医療　　d 妊産婦の健康支援

解答 d

問 2　母子保健法で歯科健康診査の実施が義務づけられているのはどれか．

〔2015- 午前 27〕

a 妊婦健康診査　　b 乳児健康診査
c 3 歳児健康診査　　d 就学時健康診断

解答 c

妊娠届・母子健康手帳

必須知識

妊娠した者はすみやかに市町村長に妊娠の届出を行い，市町村から母子健康手帳の交付を受ける．母子健康手帳は，妊娠，出産，育児に関する母性および乳幼児の一貫した健康記録（医学的記録・保護者等の記録）と妊婦と乳幼児についての情報提供（行政情報，保健・育児情報）の２つの部分から成り立っている．母子健康手帳は，妊産婦，乳児，幼児を対象としており，その使用は一般に小学校就学の始期までである．妊娠の届出と母子健康手帳は，ともに母子保健法に規定されている．

よくデル！ 妊娠の届出と母子健康手帳の交付

母子保健サービス	内容（目的）
妊娠の届出	・市町村長に届け出 ・届け出をした者に市町村が母子健康手帳を交付 ・妊娠を行政的に把握し，妊婦から乳幼児まで一貫した母子保健サービスを実施するための出発点
母子健康手帳の交付	・妊娠，出産，育児に関する母性および乳幼児の一貫した健康記録 ・妊婦と乳幼児についての行政情報，保健・育児情報の提供

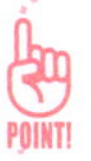

妊娠の届出と母子健康手帳の交付は市町村が担当
母子健康手帳は，妊婦と乳幼児の健康記録と情報提供の２つ

＋PLUSα

母子保健法（第６条）における用語の定義は以下の通りである．
「妊産婦」：妊娠中又は出産後１年以内の女子
「乳児」：１歳に満たない者
「幼児」：満１歳から小学校就学の始期に達するまでの者
「新生児」：出生後 28 日を経過しない乳児
「未熟児」：身体の発育が未熟のまま出生した乳児であって，正常児が出生時に有する諸機能を得るに至るまでのもの

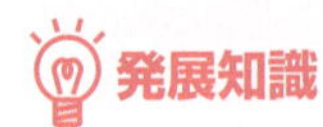

発展知識

低体重児とは，出生体重 2,500 g 未満の新生児で，未熟児とは，身体の発育が未熟のまま出生した乳児で，正常児が出生時に有する諸機能を得るに至るまでのものをいう．低体重児の届出や未熟児の訪問指導は，2013 年より都道府県から市町村へ権限移譲されている．

練習問題

問 1 母子健康手帳で正しいのはどれか．2 つ選べ． 〔2017-午前 27〕

a 市町村が交付する
b 予防接種歴を記載する
c 児童福祉法に基づいている
d 出産の届け出時に交付される

解答 a,b

問 2 母子健康手帳で正しいのはどれか．2 つ選べ． 〔2013-午後 26〕

a 出生届の提出時に交付される．
b 妊娠中と産後の歯の状態の記入欄がある．
c 出生から満 18 歳までの治療経過を記録する．
d 母子の健康と育児に関する情報を提供する．

解答 b,d

1歳6か月児・3歳児歯科健康診査

必須知識

1歳6か月児歯科健康診査は，乳歯う蝕の始まる時期に，口腔内の状態を把握し，発病およびその進行を予測して，適切な指導を行うことを目的としている．幼児に対する問診内容も加味して，う蝕の罹患傾向を予測し，そのうえで，適切な指導を行い，乳歯のう蝕予防および進行の阻止を図っている．3歳児歯科健康診査は，う蝕に対する感受性の個体差がはっきりあらわれ，口腔の健康を保持増進するための習慣を形成するうえできわめて重要な時期に，歯及び口腔の健康の保持増進を目的としている．

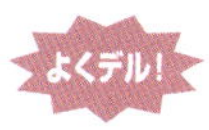

1歳6カ月児歯科健康診査と3歳児歯科健康診査

	1歳6か月児歯科健康診査	3歳児歯科健康診査
法令	母子保健法	
実施主体	市町村	
対象	1歳6か月以上2歳未満児	3歳以上4歳未満児
意義	上顎乳前歯のう蝕の初発期 食生活等についての指導が必要	乳歯う蝕の感受性に個体差が発現 口腔の健康を保持増進するための習慣形成の時期
う蝕罹患型	O_1：う蝕なし 口腔環境良（危険因子少） O_2：う蝕なし 口腔環境不良（危険因子多） A：臼歯部または上顎前歯部にう蝕 B：臼歯部及び上顎前歯部にう蝕 C：臼歯部及び前歯部すべてにう蝕（下顎前歯部にう蝕含む）	O：う蝕なし A：臼歯部または上顎前歯部にう蝕 B：臼歯部及び上顎前歯部にう蝕 C1：下顎前歯部のみにう蝕 C2：下顎前歯部を含む他の部位にう蝕
清掃状態	上顎前歯部4本の唇側面のプラーク付着評価 歯冠の1/2以上のプラーク⇒不適切な清掃	全歯の唇側面のプラーク付着評価 ほぼ全歯にプラーク⇒不適切な清掃

1歳6か月児歯科健康診査における危険因子

問診項目		→危険因子
① 主な養育者	父母	その他
② 母乳の有無	与えていない	与えている
③ 哺乳ビン	使用していない	使用している
④ よく飲むもの	牛乳	清涼飲料水など
⑤ 間食時刻	決めている	決めていない
⑥ 歯の清掃	行う	行わない
視診項目		**→危険因子**
プラークの付着状況	良好	不良

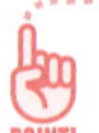

う蝕罹患型：1歳6か月児歯科健診は（O_1 O_2）ＡＢC，3歳児歯科健診はＯＡＢ（C1 C2）
1歳6か月児歯科健診のO_1 O_2は危険因子の多少で判定

＋PLUSα

1歳6か月児歯科健康診査では，う蝕のリスクを評価するために問診とプラークの付着状況からスクリーニングが行われる．内容は地域の状況により工夫するとされている．

発展知識

乳歯のう蝕罹患型の判定は，将来のう蝕発生の危険性について予測するのに役立てるものである．それぞれの罹患型に基づく事後措置の内容が指針として示されている．各罹患型は歯種のう蝕感受性の相対的な違いをもとに分類されている．

練習問題

問 1　1 歳 6 か月児歯科健康診査の結果を表に示す．　〔2019- 午前 22〕

う蝕罹患型	O_1	O_2	A	B	C	合計
人数（人）	148	40	6	4	2	200

う蝕有病者率はどれか．

a 1%　b 3%　c 6%　d 26%

解答　c

問 2　図は 3 歳児歯科健康診査でう蝕が検出された歯を示す．　〔2003- 午前 45〕

D　A	A　E
ED	CDE

う蝕罹患型はどれか．

a A 型　b B 型　c C1 型　d C2 型

解答　d

問 3　1 歳 6 か月児歯科健康診査と 3 歳児歯科健康診査とで共通するう蝕罹患型はどれか．2 つ選べ．　〔2011- 午前 22〕

a A 型　b B 型
c C 型　d O 型

解答　a,b

問 4　1 歳 6 か月児歯科健康診査におけるう蝕罹患型 O_2 型で正しいのはどれか．　〔2013- 午前 19〕

a う蝕がない　b 口腔環境がよい
c 上顎前歯部にう蝕がある　d 下顎前歯部のみう蝕がある

解答　a

学校保健活動と組織（学校保健安全法の領域構造）

必須知識

学校保健は，保健教育，保健管理，組織活動の３分野からなる．保健教育は健康の保持増進を図るための能力を育成することを目的とし，保健管理は健康診断や学校環境衛生の衛生管理などにより，健康の充実を実現するためのものである．保健教育は，保健体育などの教科として行われる保健学習と教科以外（おもに特別活動）で行われる保健指導に分けられる．保健管理は，児童生徒と職員の健康管理を行うもので，人的管理と物的管理に分けられる．対人管理には，健康診断（就学時・定期・臨時），健康相談，学校感染症の予防などがあり，対物管理には，環境衛生の維持改善などがある．組織活動は，保健教育と保健管理を協調的・効果的に運用するための教職員，家庭，地域の連携による活動で，学校保健委員会などを通じて実施される．

よくデル！ **学校保健の領域構造**

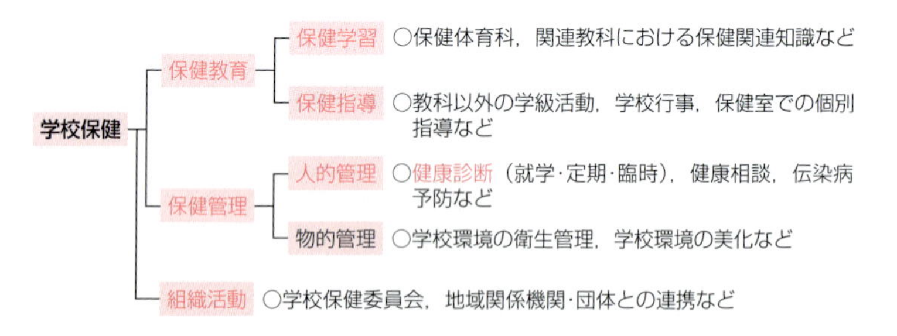

POINT!
保健教育は，保健学習（教科）と保健指導（教科以外の活動）
保健管理は，人的管理（健康診断など）と物的管理（環境衛生の維持改善）

+PLUS α

学校保健行政は，国民の健康の保持増進を図るものであり，学校保健，学校安全，学校教育，学校体育，学校給食に大別される．その対象は幼稚園から大学までの教育機関およびそこに学ぶ幼児，児童，生徒，学生と教職員である．

発展知識

学校保健においては，伝染病，う歯，視力低下などが重要な課題であり，これらの課題について，学校保健の制度は大きな成果を上げてきた．近年，生活習慣の乱れ，メンタルヘルスの問題，アレルギー疾患の増加など，多様な課題が生じている．身体的な不調の背景には，いじめ，児童虐待，不登校，貧困などの問題が関わっていることもある．

練習問題

問 1　学校保健の領域構造を図に示す． 〔2008-午前 58〕

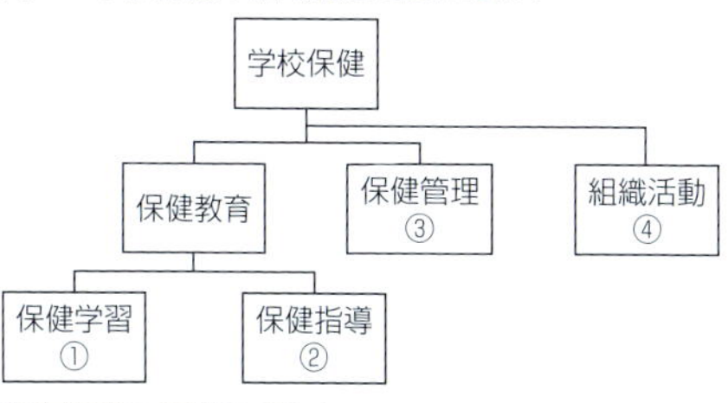

健康相談の領域はどれか．

a ①　b ②　c ③　d ④

解答 c

問 2　学校保健における対人管理はどれか．2 つ選べ． 〔2017-午後 26〕

a PTA 活動　b 学級活動
c 健康診断　d 感染症予防

解答 c,d

健康診断と事後措置

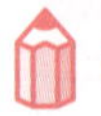

必須知識

学校の健康診断の時期や検査項目は，学校保健安全法施行令と施行規則などに基づき，①就学時健康診断，②定期健康診断，③臨時健康診断がある．就学時健康診断は就学の４か月前（前年の 11 月 30 日）までに，定期健康診断は毎学年６月 30 日までに，臨時健康診断は，必要時に実施する．事後措置として，就学時は治療勧告，保健上必要な助言，就学義務の猶予・免除など，幼児，児童，生徒，学生には疾病の予防処置，治療指示，運動と作業の軽減，特定疾病治療の医療援助などが行われる．

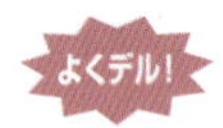

	就学時健康診断	定期健康診断	臨時健康診断
実施主体	市町村教育委員会	学校	学校
実施時期	原則就学４か月前（前年 11 月 30 日）まで	毎年６月 30 日まで	必要時
内容	身体の疾患や知的発達の度合いを検査	規定された検査項目の実施し，治療の指示などの結果を 21 日以内に通知	伝染病や食中毒の発生などの場合

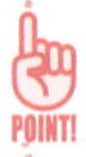

学校の健康診断は，①就学時（就学４か月前まで），②定期（６月 30 日まで）③臨時（必要時）の３つ

＋PLUS α

臨時健康診断は，①感染症または食中毒の発生したとき，②風水害などにより感染症の発生の恐れのあるとき，③夏期休校日の直前または直後，④結核，寄生虫病，その他の疾病の有無について検査を行う必要のあるとき，⑤卒業のとき，に必要な検査の項目について行われる．

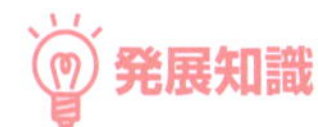

発展知識

学校における健康診断は，確定診断を行うのでなく，「健全者」，「要観察者」，「要精密検査者・要治療者」にスクリーニング（ふるい分け）することを目的としている．健康診断では，健康上の問題を発見するだけでなく，把握された問題に対しての管理および指導などの事後の展開（事後措置）が必要である．

練習問題

問 1　就学時の健康診断を実施する主体はどれか．　〔2018- 午後 29〕

a 学校長　　b 学校設置者
c 学校保健委員会　　d 市町村教育委員会

解答　d

問 2　学校病はどれか．2 つ選べ．　〔2019- 午前 26〕

a う　歯　　b 歯肉炎
c 結膜炎　　d インフルエンザ

解答　a,c

歯・口腔の健康診断と事後措置

必須知識

学校保健安全法に基づく学校健康診断のうち，学校歯科医が実施するのは「歯及び口腔の疾病及び異常の有無」の検査である．歯科的な視点から教育的ねらいをもって事後措置（治療勧告，保健指導，経過観察，健康相談）を行う児童生徒をスクリーニングし，健康の保持増進をはかることを目的としている．定期の歯科健康診断における健康診断票（歯・口腔）には，歯列・咬合・顎関節の状態，プラークの状態，歯肉の状態，歯の状況（歯式），歯周疾患の診査項目と事後措置などが記載されている．

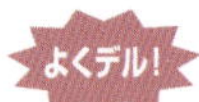

健康診断票（歯・口腔）における診査項目

項目	内容
歯列・咬合・顎関節の状態	異常なし＝0，定期観察が必要＝1，専門医の診断が必要＝2
歯垢の状態	ほとんど付着なし＝0，歯面の 1/3 程度＝1，歯面の 1/3 を超える＝2
歯肉の状態	異常なし＝0，保健指導と定期観察が必要＝1，専門医の検査・診断・治療が必要＝2
歯の状況（歯式）	
現在歯　＼	乳歯，永久歯とも該当歯を斜線または連続横線で消す
未処置歯　C	乳歯，永久歯の未処置歯
処置歯　O	乳歯，永久歯の処置歯
喪失歯（永久歯）　△	永久歯の喪失歯のみ
要注意乳歯　×	保存の適否を慎重に考慮する必要がある乳歯
要観察歯　CO	乳歯，永久歯のう歯とは判定できないが，う蝕の初期病変（白濁・褐色など）が疑われる歯（エナメル質の軟化や実質欠損が確認できない歯）
歯周疾患	
歯周疾患要観察者　GO	歯肉に軽度の炎症症があり定期的観察が必要な者
歯周疾患要治療者　G	歯科医師による診断と治療が必要な歯周疾患が認められる者

POINT!

要観察歯（CO）は，う蝕の初期病変が疑われる歯

歯周疾患要観察者（GO）は，軽度の歯肉炎で，ブラッシングで改善

＋PLUSα

要観察歯（CO）は，う蝕ではないため治療勧告の対象ではないが，そのまま放置できないと考えられる場合には精密検査（要精検）が必要になる．う蝕リスクが高いと判断されるため，継続的な観察と保健指導を行うとともに，小窩裂溝填塞やフッ化物歯面塗布を推奨する．歯周疾患要観察者（GO）は，治療勧告の対象とせず，学校における歯科保健指導を優先する．

発展知識

学校保健法では，学校歯科健康診断の結果を21日以内に通知するとともに適切な事後措置を講じることを義務づけている．学校歯科医の役割として，①学校保健計画及び学校安全計画の立案に参与，②健康相談，③保健指導，④健康診断のうち歯の検査，⑤疾病の予防処置のうちう歯その他の歯疾の予防処置，⑥市町村の教育委員会の求めにより健康診断のうち歯の検査，⑦必要に応じ，学校における保健管理に関する専門的事項に関する指導，が規定されている．

練習問題

問1　学校歯科健康診断の結果，GOと判定された者の対応はどれか．2つ選べ．

〔2016-午後22〕

a 口腔衛生指導　　b 歯石除去の勧奨

c う蝕処置の指示　　d 生活習慣の指導

解答　a,d

問2　10歳の男児．学校歯科健康診断の結果の一部を図に示す．

7	6 ／	5	4 ／	3 ／	2 ／	1 CO	1 CO	2 ／	3	4 ／	5	6 ○	7
上		E ／	D	C	B	A	A	B	C ／	D	E ○		上
下	右	E	D	C	B	A	A	B	C	D	E ／	左	下
7	6 ○	5	4 ／	3 ／	2 ／	1 ／	1 ／	2 ／	3 ／	4 ／	5	6 ○	7

適切な事後措置はどれか．2つ選べ．　〔2005-午前38〕

a 継続的な観察と保健指導　　b フッ化物歯面塗布の推奨

c 歯石除去の勧告　　d う蝕治療の勧告

解答　a,b

学校保健統計（疾患等の被患率）

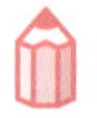

必須知識

学校保健統計調査は，学校における定期健康診断の結果についての抽出調査であり，主な疾病・異常の推移を公表している．2020 年の調査結果によると，高等学校での被患率はむし歯（う歯）が 41.66%，裸眼視力 1.0 未満が 63.17%と高い．近年，むし歯（う歯）は幼稚園，小中学校，高等学校すべてにおいて減少傾向で，12 歳児の永久歯の 1 人当たり平均う歯数は 0.68 本，高等学校で未処置歯のある者は被患者の 29.5%となっている．また，喘息，アレルギー性鼻炎，アトピー性皮膚炎等は近年横ばい傾向にある．

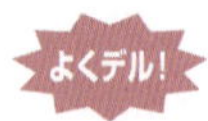

学齢期における主な疾病・異常被患率

（単位：%）

	（年度）	①むし歯（う歯）	②裸眼視力 1.0 未満の者	③鼻・副鼻腔疾患	④耳疾患
幼稚園	2011	42.95	25.48	4.37	2.54
	2020	30.34	27.90	2.38	1.97
小学校	2011	57.20	29.91	12.50	5.52
	2020	40.21	37.52	10.21	5.01
中学校	2011	48.31	51.59	11.75	3.28
	2020	32.16	58.29	10.21	5.01
高等学校	2011	58.46	60.93	8.81	1.64
	2020	41.66	63.17	6.88	2.47

（資料：文部科学省：学校保健統計調査）

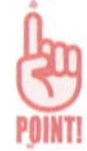

う蝕は幼稚園，小学校の疾病・異常の第 1 位だが，幼稚園，小中学校，高等学校のすべてで減少傾向

+PLUSα

う蝕は幼稚園，小中学校，高等学校すべてにおいて減少傾向で，12 歳児の永久歯の 1 人当たり平均う歯数は 0.68 本（2020 年）となっている．

発展知識

学校感染症は，学校保健安全法施行規則により第一種から第三種に指定された疾病である．学校感染症にかかっている児童生徒については学校長による出席停止措置が講じられる．学校感染症の予防上必要があるときは，学校の全部または一部を臨時休業（学校閉鎖・学級閉鎖）にすることができる．

練習問題

問 1　学校保健統計の中学生の被患率（男女合計）の推移を図に示す．矢印で示すのはどれか．　〔2018- 午前 22〕

a う歯
b 心電図異常
c 鼻・副鼻腔疾患
d 裸眼視力 1.0 未満

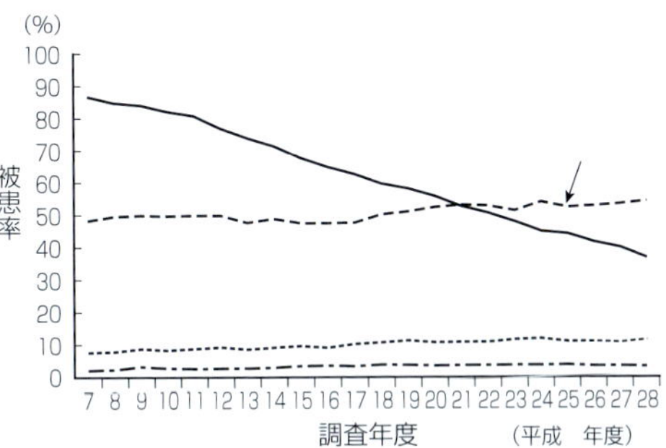

解答　d

問 2　学校保健において感染症により出席を停止させることができるのはどれか．
〔2016- 午後 26〕

a 校長
b 学校医
c 市町村長
d 保健所長

解答　a

労働環境要因と職業性疾病

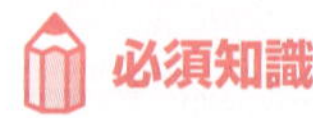

必須知識

職業性疾病とは，ある特定の職業に長期間従事していることによって発生する疾病をいう．職業性疾病の要因は，物理的，化学的な作業環境要因によるものと，作業方法などの作業要因によるものとに大別される．物理的要因によるものには，高気圧障害，職業性難聴，振動障害などがあり，化学的要因によるものには，じん肺，有毒ガス中毒，有機溶剤中毒，重金属中毒などがある．作業条件によるものには，頸肩腕障害，職業性腰痛などがある．

よくデル！　要因別職業性疾病

要　因			健康障害
作業環境要因	物理的要因	温熱条件（高温環境）	熱中症
		異常気圧	潜函病，高山病
		騒音	職業性難聴
		振動（全身・局所）	動揺病，白ろう病
		電子放射線（エックス線など）	電離放射線障害
	化学的要因	粉じん（ケイ酸，石綿など）	じん肺，皮膚障害
		有毒ガス（一酸化炭素など）	呼吸器障害
		有機溶剤（トルエンなど）	有機溶剤中毒，皮膚障害
		金属類(鉛，水銀，カドミウムなど)	重金属中毒，職業癌，皮膚障害
作業要因		人工工学的因子（作業姿勢など）	頸肩腕障害，腰痛症，腱鞘炎
		時間的因子（交代制勤務など）	不眠症，心因性疾患

POINT!
職業性疾病は，特定の職業に従事して発症
疾病要因と健康障害との関連に注目

＋PLUS α

職業性疾病はある特定の職業に従事していることによって発生する疾病で，高温，振動，騒音，放射線などの物理的要因，有害化学物質などの化学的要因，あるいは不適当な作業方法，作業条件などの作業要因が原因となる．

発展知識

労働衛生関係の法規としては，労働基準法，労働安全衛生法，作業環境測定法，じん肺法および労働者災害補償保険法などがある．厚生労働省が所管し，労働基準法に基づき，全国の47都道府県には労働局が置かれ，さらに労働基準監督署が置かれて，事業所における労働安全衛生管理の監督指導にあたっている．

練習問題

問1　職業性疾病で作業要因によるのはどれか．　〔2019-午前28〕

a 難　聴　　b 熱中症
c じん肺　　d 腰痛症

解答　d

問2　作業環境管理の目的はどれか．2つ選べ．　〔2019-午後28〕

a 障害の予防　　b 有害物の除去
c 有害物の発生の抑制　　d 有害物の体内侵入の抑制

解答　b,c

職業性歯科疾患の口腔症状と原因物質

必須知識

職業性疾患のうち，口腔領域に関わるものを職業性歯科疾患という．職業性歯科疾患の発症には，①環境から有害物質が口腔に直接作用する場合，②生体内に吸収され，中毒の一症状として口腔内に症状を呈する場合，③吸収された有害物質が血液や唾液を通じて口腔内に分泌されて作用する場合がある．代表的な職業性歯科疾患として，歯の酸蝕症（歯牙酸蝕症），カドミウムリング（黄色環），鉛縁，摩耗症，菓子屋う蝕などがある．

よくデル！ 口腔に症状を現す主な職業性疾患

原因	原因物質	口腔症状（好発部位）
酸類	硫酸，硝酸，塩酸，酢酸など	歯の酸蝕症（下顎前歯部）
ガス	亜硫酸ガス	歯の酸蝕症（下顎前歯部）
金属	鉛	鉛縁，歯肉炎，味覚の異常
	クロム	粘膜のクロム潰瘍，潰瘍性口内炎
	銅	緑色の歯石沈着
	カドミウム	カドミウムリング（前歯部歯頸部に黄色環）
その他の無機物	リン（黄リン）	潰瘍性口内炎，骨疽（腐骨の形成）
粉塵	鉱物性・金属性	歯の摩耗症，歯肉炎，歯石沈着
作業と習慣	ガラス吹き，大工，管楽器奏者など	歯の摩耗症，前歯部の半月状欠損，歯の転位
菓子味見	糖	菓子屋う蝕（上顎前歯部，多数歯う蝕）

（日本歯科医師会編：産業衛生.1982 一部改編）

POINT! 職業性歯科疾患は，歯の酸蝕症，カドミウムリング，鉛縁，摩耗症，菓子屋う蝕など

＋PLUS α

歯の酸蝕症は，外来性の酸蒸気が直接的に歯に作用し，脱灰による変色，白濁，実質欠損を生じる職業性疾患で，強酸（塩酸，硫酸，硝酸，フッ化水素など）を用いる職場に長期間勤務した労働者に発生しやすい．好発部位は下顎前歯である．

発展知識

歯の酸蝕症の予防対策は，換気などの作業環境管理面が優先される．それ以外にも，マスクなどの防護具の使用や，重曹水による洗口で酸の侵襲を防止することが可能である．また，フッ化物洗口は歯質を強化し脱灰に対する抵抗を向上させることから酸蝕症の予防にも寄与する．

練習問題

問 1　酸を吸う職場で発生する歯の酸蝕症の好発部位はどれか．　〔2008- 午前 36〕

a 上顎前歯　　b 下顎前歯
c 上顎大臼歯　　d 下顎大臼歯

解答　b

問 2　職業性疾患と原因との組合せで正しいのはどれか．　〔2011- 午前 23〕

a 歯の摩耗 ――― 粉塵　　b 歯の酸蝕症 ――― 黄リン
c 歯肉炎 ――― フッ化水素　　d 歯肉色素沈着 ――― カドミウム

解答　a

問 3　職業性歯科疾患で原因物質と疾病・症状を表に示す．
正しいのはどれか．2 つ選べ．　〔2016- 午前 23〕

a ①
b ②
c.③
d ④

	原因物質	疾病・症状
①	酸類	歯周疾患
②	鉱物性粉塵	歯の摩耗症
③	ヨウ素	う蝕
④	カドミウム	歯頸部の着色

解答　b,d

労働衛生の 3 管理（労働安全対策の基本）

必須知識

労働衛生対策の基本は，作業環境管理，作業管理，健康管理の 3 管理である．作業環境管理は，職場で発生するガス，蒸気，騒音など有害因子を取り除き，適正な作業環境を確保するための対策である．作業管理は，保護具の着用や作業姿勢の改善など，作業のあり方を管理することで有害物質や有害エネルギーの影響を低減させる．健康管理は，健康診断（一般健

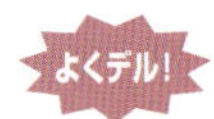

労働衛生の 3 管理と教育・コミュニケーション

<table>
<tr><th colspan="4"></th><th>管理目的</th><th>管理内容</th><th>使用から影響までの経路</th><th colspan="2">指標</th><th>判断基準</th></tr>
<tr><td rowspan="7">労働衛生管理</td><td rowspan="5">労働衛生の3管理</td><td rowspan="3">作業環境管理</td><td rowspan="5">体内
↓
↓
↓
↓
↓
↓
体表
↓
↓
↓
↓
↓
↓
体内</td><td>発生の抑制</td><td>代替
使用形態，条件
生産工程の変更
設備，装置の負荷</td><td rowspan="5">有害物使用量
↓
↓
↓
発生量
↓
↓
↓
↓
↓
↓
↓
↓
↓
↓
体内侵入量
↓
↓
↓
↓
急性反応の程度
↓
健康影響</td><td colspan="2" rowspan="3">環境気中濃度</td><td rowspan="3">管理濃度</td></tr>
<tr><td>隔離</td><td>遠隔操作，自動化
密閉</td></tr>
<tr><td>除去</td><td>局所排気
全体換気
建物の構造</td></tr>
<tr><td>作業管理</td><td>侵入の抑制</td><td>作業場所
作業方法
作業姿勢
ばく露時間
呼吸保護具
教育</td><td rowspan="2">生物学的指標</td><td>ばく露濃度</td><td>ばく露限界</td></tr>
<tr><td>健康管理</td><td>障害の予防</td><td>生活指導
休養
治療
適正配置</td><td>健康診断結果</td><td>生物学的ばく露指標（BEI）</td></tr>
<tr><td colspan="4">健康教育
（労働衛生教育）</td><td colspan="5">労働衛生教育（法定の教育・研修・訓練を含む），一般健康教育，健康保持増進教育</td></tr>
<tr><td colspan="4">労働衛生管理体制
（総括管理）</td><td colspan="5">事業主・事業場・安全衛生管理体制の把握，コミュニケーション</td></tr>
</table>

（国民衛生の動向 2015/16）

康診断と特殊健康診断）とその結果に基づく事後措置，保健指導により労働者の健康状態を継続的に観察し，職業性疾病等の発生を予防あるいは進行を防止する．労働衛生管理を効果的に進めるためには，総括管理とよばれる労働衛生管理体制の構築と事業主とのコミュニケーションによる円滑な推進，そして労働衛生教育を加えた５つの取り組みを進めることが重要である．

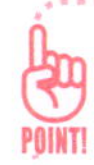

労働衛生対策の基本は，作業環境管理，作業管理，健康管理の３管理と労働衛生教育・総括管理

＋PLUSα

近年，労働衛生の３管理に加えて，労働者自身の作業環境設備や設備・取り扱い物質に関する知識や技能を身につけさせる教育・研修・訓練などの労働衛生教育が労働衛生管理を円滑・効率化させる要素として重要視されている．

発展知識

職域における健康診断は，総合的な健康状況を把握し，諸因子による健康への影響を早期発見するだけでなく，就業の可否や適正配置などを判断するためのものである．その結果を保健指導，作業管理あるいは作業環境管理にフィードバックすることで，労働者が常に健康で働けるようにする．

練習問題

問 1　産業保健対策の領域構造を図に示す.　〔2008-午前 60〕

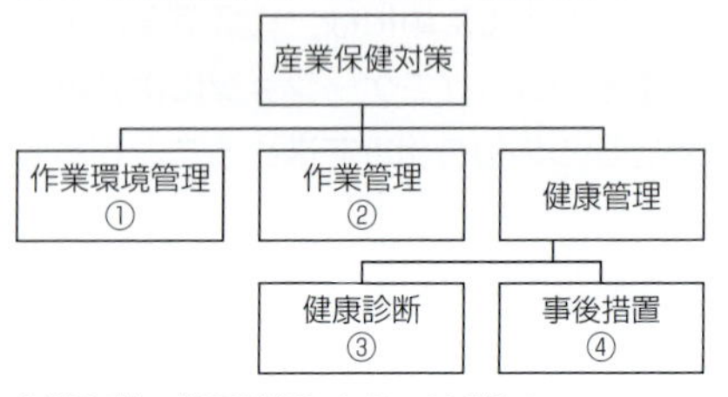

作業姿勢の管理が行われるのはどれか.

a ①　　b ②　　c ③　　d ④

解答　b

問 2　産業保健活動の 3 管理で歯科診療における作業管理に該当するのはどれか.
1 つ選べ.　〔2021-午前 31〕

a グローブの着用　　b フラッシングの実施
c B 型肝炎ワクチンの接種　　d 口腔外バキュームの使用

解答　a

産業保健管理体制（産業医など）

必須知識

労働安全衛生法により，労働者の安全と健康の確保は事業者の責任とされている．常時50人以上の労働者を使用する事業場では，産業医，衛生管理者の選任義務があるほか，衛生委員会を毎月1回以上開催し，労働者の健康障害防止対策などを審議し事業者に意見を提示する．産業医は毎月作業場等を巡視し，衛生状態などを監視，必要な措置を講じる．総括安全衛生管理者は，業種に応じた常時雇用する労働者数により設置が義務づけられている．50人未満の事業所には衛生推進者の選任義務がある．

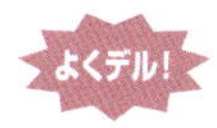

事業場の規模と衛生管理者・産業医等の選任表

総括安全衛生管理者	・事業場で事業実施を統括（例：工場長，支店長など） ・危険・健康障害の防止，安全衛生教育，健康診断・健康増進，労働災害の原因調査・再発防止
産業医	・一定の要件を備えた医師 ・常時50人以上の労働者を使用する事業場で選任 ・健康診断と事後措置，作業環境の管理・改善，作業管理，健康教育・健康相談，週1回以上の巡視，健康障害防止措置
衛生管理者	・衛生管理者の資格 第1種衛生管理者と第2種衛生管理者，衛生工学衛生管理者，医師，歯科医師，労働衛生コンサルタントなど ・常時50人以上の労働者を使用する事業場で選任 ・衛生に関する技術的事項，週1回以上の巡視，健康障害防止措置

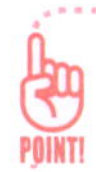

従業員50人以上の職場は，産業医，衛生管理者を選任

＋PLUS α

衛生管理者は，労働条件，労働環境の衛生的改善と疾病の予防処置等を担当し，事業場の衛生全般の管理をする者である．

発展知識

労働安全コンサルタントは，労働者の衛生の水準の向上を図るため，事業場の安全についての診断及びこれに基づく指導を行うことを業とする者である．

練習問題

問1　産業衛生で正しいのはどれか．2つ選べ．　〔2003-午前59改変〕

a 労働安全衛生法で定められている．
b 従業員50人以上の職場では産業医を選任しなければならない．
c 歯科医師を産業医として選任することができる．
d 産業看護職の必要人数は法令で定められている．

解答　a,b

問2　常時50人以上の従業員が働く事業所において，労働安全衛生法に基づいて選任が義務付けられているのはどれか．2つ選べ．　〔2020-午後29〕

a 産業医
b 衛生管理者
c 産業歯科医
d 労働衛生コンサルタント

解答　a,b

産業保健管理体制（一般健康診断，特殊健康診断）

必須知識

労働安全衛生法に基づく職域における健康診断には，一般健康診断，特殊健康診断，臨時の健康診断がある．一般健康診断は，雇入れ時，定期，特定業務従事者，海外派遣労働者，結核，給食従業員検便の6種類が労働安全衛生規則に定められている．特殊健康診断は，健康に有害な業務に従事する労働者を職業性疾病から予防するために行う健康診断で，対象や間隔は法令等により定められている．特殊健康診断の1つに，歯科医師による健康診断がある．

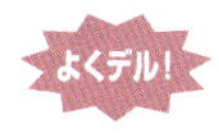

労働安全衛生法に関連する健康診断

	健康診断名	対象業務または労働者
一般健康診断	雇入れ時	全ての労働者
	定　期	全ての労働者
	特定業務従事者	深夜業，高温作業など特定の業務に従事する労働者
	海外派遣労働者	海外に6か月以上派遣される労働者
	結　核	雇入れ，又は定期健康診断で結核の恐れがあると診断された労働者
	給食従業員検便	事業に付属する食堂または炊事場における給食に従事する労働者の検便
特殊健康診断	歯科医師による健康診断	塩酸，硝酸，硫酸，亜硫酸，フッ化水素，黄りん，その他歯又はその支持組織に有害な物のガス，蒸気または粉じんを発散する場所における業務
	高気圧作業，四アルキル鉛，放射線取扱いなど	法令等の対象となる業務または労働者

POINT!
職域の健康診断は，一般・特殊・臨時の３つ
特殊健康診断は，健康に有害な業務に従事する労働者を対象

＋PLUSα

労働安全衛生法では，塩酸，硝酸，硫酸，亜硫酸，フッ化水素，黄リンを扱う労働者について，歯科医師による健康診断を6か月以内ごとに受けるよう義務づけている．

発展知識

2008年より高齢者の医療の確保に関する法律（高齢者医療法）に基づき40～74歳の者を対象に，内臓脂肪型肥満（メタボリックシンドローム）に着目した特定健康診断の実施が義務づけられている．

この健診は生活習慣病予防のための保健指導を必要とする人を選び出すためのもので，内臓脂肪の蓄積状態をみるために腹囲の計測やリスク要因評価のための検査項目がある．リスクの高い対象者はレベル別（動機付け支援・積極的支援）に特定保健指導が行われる．

練習問題

問1　労働安全衛生法で，特定の有害な業務に従事する労働者に対して，歯科医師が行うことを事業主に義務づけているのはどれか． 〔2015-午後23〕

a 臨時健康診断　　b 一般健康診断
c 特殊健康診断　　d 特定健康診査

解答　c

問2　塩酸を取扱う労働者について，歯科医師による健康診断を義務付けているのはどれか． 〔2013-午前30〕

a 健康増進法　　b 労働安全衛生法
c 労働者災害補償保険法　　d 歯科口腔保健の推進に関する法律

解答　b

健康保持増進対策（健康測定）

必須知識

トータル・ヘルス・プロモーションプラン（THP）は，労働者の心とからだの健康づくりの推進を目的として，労働者の健康測定とそれに基づく健康指導により総合的な健康づくりを目指したものである．健康測定は，疾病発見を主目的とした健康診断と異なり，健康指導を効果的に行うため，①生活状況調査，②医学的検査，③運動機能検査をもとに，健康状態を把握することを目的として行うもので，産業医が担当する．健康指導は，健康測定の結果に基づき，必要に応じて運動指導，保健指導，心理相談と栄養指導を，それぞれの専門スタッフが実施する．

よくデル！　THPにおける健康づくりスタッフと役割

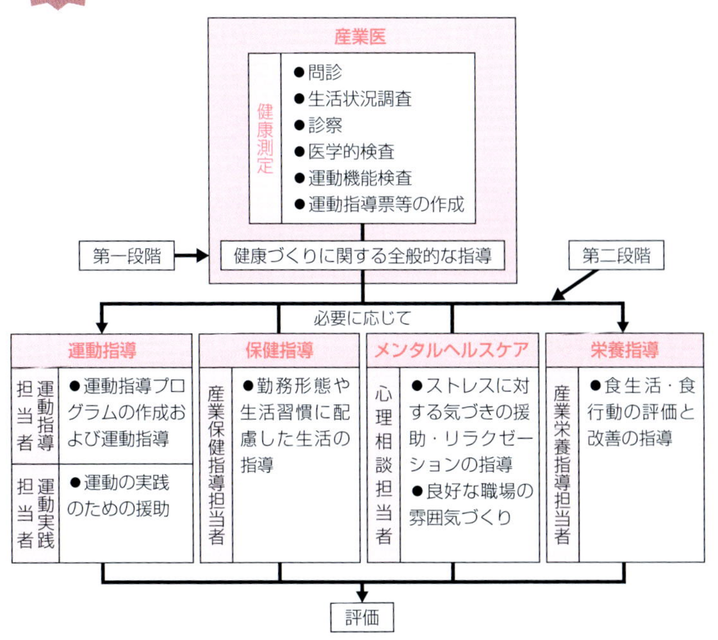

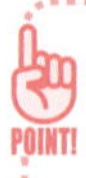

THPは，労働者の心とからだの健康づくり
健康測定を基に，必要に応じて運動指導，保健指導，心理相談，栄養指導を実施

トータル・ヘルス・プロモーションプラン（THP）の中で歯科に関連した事項は，産業保健指導担当者が実施する指導の中に口腔保健として盛り込まれている．

発展知識

メンタルヘルスは，「心の健康を保持増進することやそのための取り組み」という意味が込められている．近年，労働者の受けるストレスは拡大する傾向にある．2015年に労働安全衛生法が改正され，常時50人以上の労働者を使用する事業者に対し，労働者のメンタル不調の未然防止等を目的としたストレスチェックを実施することを義務づけた．ストレスチェック」とは，ストレスに関する質問票（選択回答）に労働者が記入し，それを集計・分析することで，自分のストレスがどのような状態にあるのかを調べる簡単な検査である．

練習問題

問1　図は産業保健における健康保持増進対策を示す．（図省略）　〔2006-午前55〕
健康測定を担当するのはどれか．

a 労働衛生コンサルタント
b 総括安全衛生管理者
c 衛生管理者
d 産業医

解答　d

問２　トータル・ヘルス・プロモーション・プラン（THP）で正しいのはどれか．２つ選べ．

〔2010- 午後 25〕

a 健康増進法で実施される．

b メンタルヘルスを含んでいる．

c 市町村保健センターが実施する．

d 労働人口の高齢化への対応が目的の一つである．

解答　b,d

問３　トータル・ヘルスプロモーション・プラン＜THP＞で行われるのはどれか．２つ選べ．

〔2014- 午前 28〕

a 保健指導　　b 歯科検診

c 心理相談　　d 予防接種

解答　a,c

問４　トータルヘルスプロモーションプランの第一段階として取り組むのはどれか．

〔2018- 午後 28〕

a 健康測定　　b 保健指導

c 栄養指導　　d メンタルヘルスケア

解答　a

高齢社会と保健医療

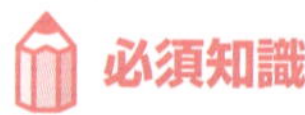

わが国は出生率が減少し，平均寿命の延長により少子高齢社会が進んでいる．一般に高齢社会とは，65歳以上の人口（老年人口）が増大した社会を指す．わが国の老年人口割合は，2016年には約27%で，人口，割合共に過去最高となり，2025年には50%を超えると推計されている．高齢者の増加により，単身世帯・要支援世帯が増加するなど地域社会は変化している．

一般に高齢者は，健康状態がすぐれず疾病をもち受診している者が多い．このため，健康増進法，高齢者の医療の確保に関する法律などにもとづいて，国民の保健医療対策が行われている．

よくデル！ 国民の保健医療対策と法律，実施主体

健康増進法	市町村で実施	健康手帳の交付　健康教育（歯周疾患を含む） 健康相談（歯周疾患を含む）　機能訓練　訪問指導 歯周疾患検診　骨粗鬆症検診　肝炎ウイルス検診 健康診査・保健指導（特定健診・特定保健指導非対象者） がん検診
高齢者の医療の確保に関する法律	保健事業は医療保険者が実施	医療事業は後期高齢者医療広域連合が運営 40歳以上の加入者に特定健康診査・特定保健指導 75歳以上に対する医療
労働安全衛生法	事業者が実施	労働者に対する一般健康診断・保健指導など
介護保険法	市町村が実施	65歳以上の生活機能評価

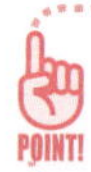

40歳以上に対する健康診査は，健康増進法ではなく，高齢者の医療の確保に関する法律で実施

＋PLUSα

特定健康診査・特定保健指導は，医療保険者が実施．したがって，医療保険の種類によって実施者が異なる（協会けんぽ，健保組合，共済組合，市町村など）．

発展知識

わが国の死亡の60%が生活習慣病（別に述べる）による．医療費も，65歳以上では高血圧，脳血管疾患，心疾患，がんによるものが多い．特定健康診査・保健指導（別に述べる）は，生活習慣を改善して生活習慣病の発症を予防し，医療費を減少することを目的としている．健康増進法は，成人だけではなく，生涯を通じた健康増進を目的としている．

練習問題

問1　健康増進法により行うのはどれか．2つ選べ．

a 歯周疾患検診　　b がん検診
c 特定健康診査　　d 特殊健康診断

解答 a,b

問2　年少者に比べ老年者に多い疾病はどれか．2つ選べ．

a 喘息　　b 骨折
c 糖尿病　　d 皮膚疾患

解答 b,c

問3　「高齢者の医療の確保に関する法律」に基づき実施されるのはどれか．

〔2018-午前27〕

a 特定健康診査　　b 定期健康診断
c 臨時健康診断　　d 特殊健康診断

解答 a

特定健康診査・特定保健指導

必須知識

特定健康診査・特定保健指導は，メタボリックシンドローム（内臓脂肪症候群，いわゆるりんご型肥満）の改善に着目して，生活習慣の改善が必要な者を抽出し指導することを目的とした，高齢者の医療の確保に関する法律にもとづいて，40 ～ 74 歳の医療保険加入者（被保険者・被扶養者）に対して保険者が行う制度である．

なお，健康増進法による基本健康診査やがん検診，歯周疾患検診などは市町村が行う （p.125）．

診査での基本的な項目は，質問票，身体計測，血圧測定，理学的検査，検尿，血液検査である．保健指導は，生活習慣病の発症リスクの程度に応じて動機づけ支援あるいは積極的支援を行う．専門家による面接を行い，行動目標を作成し，メール・手紙などで習慣改善を支援し，改善状況を評価する．

よくデル！　特定健康診査の診断基準と保健指導対象者の選定と階層化

平成 30（'18）年度から

ステップ 1	○内臓脂肪蓄積に着目してリスクを判定 ・腹囲　男≧ 85 cm，女≧ 90 cm　→（1） ・腹囲　男＜ 85 cm，女＜ 90 cm かつ BMI ≧ 25 →（2）
ステップ 2	① 血圧　a　収縮期血圧 130 mmHg 以上または 　　　　b　拡張期血圧 85 mmHg 以上 ② 脂質　a　中性脂肪 150 mg/dL 以上または 　　　　b　HDL コレステロール 40 mg/dL 未満 ③ 血糖　a　空腹時血糖（やむを得ない場合は随時血糖）100 mg/dL 以上または 　　　　b　HbA1c（NGSP）の場合 5.6%以上 ④質問票　喫煙歴あり（①から③のリスクが 1 つ以上の場合のみカウント） ⑤質問票　①，②または，③の治療に係る薬剤を服用している
ステップ 3	○ステップ 1，2 から保健指導対象者をグループ分け （1）の場合　①～④のリスクのうち追加リスクが 2 以上の対象者は……………積極的支援レベル 1 の対象者は……………動機づけ支援レベル 0 の対象者は……………情報提供レベル とする． （2）の場合　①～④のリスクのうち追加リスクが 3 以上の対象者は……………積極的支援レベル 1 または 2 の対象者は……………動機づけ支援レベル 0 の対象者は……………情報提供レベル とする．
ステップ 4	○服薬中の者については，医療保険者による特定保健指導の対象としない． ○前期高齢者（65 歳以上 75 歳未満）については，積極的支援の対象となった場合でも動機づけ支援とする．

POINT!
従来の健康診査は個別疾患の早期発見・治療が主な目的であったが，特定健康診査・保健指導では健康診査により生活習慣の改善が必要な者を抽出し指導を行い，生活習慣病の予防を目的としている.

＋PLUS α

現在は特定健康診査・保健指導に歯の健康に関する診査項目は入っていない.
メタボリックシンドロームが強く疑われる者・予備軍と考えられる者（ステップ1該当でステップ2の1つ以上該当）は，男女とも60歳以上で多く男性では60%近く・女性では30%近くいる.

発展知識

歯周病は，糖尿病を悪化させ動脈硬化を促進させる．歯周病の予防・歯の健康づくりとメタボリックシンドロームの予防の関連性についても理解する.

練習問題

問1　メタボリックシンドロームの判定に用いられるのはどれか.　〔2013-午後24〕

a 体重　b 血圧
c 尿酸　d ALT〈GTP〉

解答　a,b

問2　特定健康診査・特定保健指導について正しいのはどれか.　〔2019-午後85改変〕

a 健康増進法にもとづいて行う.　b 住居がある市町村で受ける.
c 40歳から74歳が対象者である.　d 生活習慣病の有無を判定する.

解答　c

問題3　特定健康診査における基本的な健診項目はどれか.　〔2017-午前28〕

a 心電図　b 眼底検査
c 貧血検査　d 血糖検査

解答　d

介護予防事業と口腔機能の向上

必須知識

介護保険法が改定され，2006 年から介護予防事業・介護予防給付が導入された．介護予防とは，要介護状態の発生・悪化を防ぐもので，心身機能の改善を通じて生活や社会参加（QOL）の向上を目指す．
介護予防事業は，市町村が 65 歳以上の住民を対象とした地域支援事業で，特定高齢者と一般高齢者に対する事業がある．介護予防事業には，運動器の機能向上，栄養改善，口腔機能の向上，閉じこもり予防・支援，認知症予防・支援，うつ病予防・支援がある．介護予防給付は，要介護認定により要支援 1・要支援 2 と認定された者へのサービスである．

＋PLUSα

口腔機能の向上

特定高齢者の選定（以下のいずれかに該当する）

①基本チェックリスト（半年前に比べ固いものが食べにくい，茶・汁物でむせる，口の渇きが気になるのうち 2 項目以上該当）

②視診で口腔内の衛生状態（食物残渣・舌苔・口臭など）で確認

③反復唾液嚥下テスト（30 秒間に空嚥下 3 回未満）

特定高齢者への事業：市町村（委託事業所）が口腔機能向上の教育，口腔清掃の自立支援，摂食・嚥下機能の向上支援を行う．

一般高齢者への事業：市町村が主体となり「食べる楽しみ」の維持継続を支援する普及啓発活動・健康教室などを行う．

この結果，低栄養の予防，誤嚥・肺炎・窒息の予防などの効果がある．

発展知識

[地域包括ケアシステム]

地域包括ケアシステムとは，医療や介護，予防のみならず，福祉サービスを含めたさまざまな生活支援サービスを，日常生活の場（日常生活圏域）で適切に提供できるような地域の体制である．具体的には，高齢者の日常生活圏域において，医療，介護，予防，住まい，生活支援という5つの視点での取り組みが，包括的，継続的に行われることが必要とされている．

団塊の世代が75歳以上となる令和7（2025）年の実現を目途に，地域包括ケアシステムの構築を進めている．

練習問題

問1　介護予防事業に含まれないのはどれか．　〔2012-午前60〕

a 栄養改善　　b がん予防
c 口腔機能の向上　　d 閉じこもり予防

解答　b

問2　地域包括ケアシステムの概念を図に示す．　〔2021-午前27〕
【　　】内に入るのはどれか．2つ選べ．

a 食　事
b 年　金
c 予　防
d 住まい

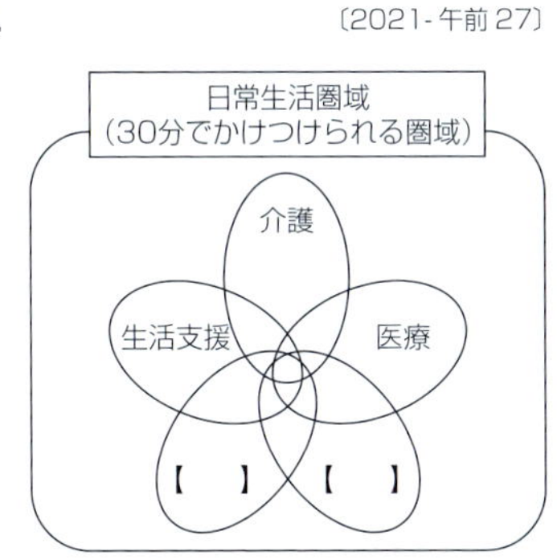

解答　c,d

衛生行政組織

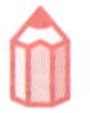

必須知識

[衛生行政とは]

住民の健康の保持増進を図るため，憲法第 25 条と関連する法律の範囲で国・地方公共団体が中心となって進める施策である．

> 憲法第 25 条　すべての国民は，健康で文化的な最低限度の生活を営む権利を有する．
>
> 2　国は，すべての生活部面について，社会福祉，社会保障及び公衆衛生の向上及び増進に努めなければならない．

憲法第 25 条は，上記のように前段ですべての国民が等しく健康に生活する権利（生存権）を保障し，後段ではそのために国の責任で行政が必要な手立てを行うことを定めている．

衛生行政組織：国，都道府県，市町村，特別区などがあり，都道府県や市町村が設置する機関には，保健所，市町村保健センター，教育委員会，地方衛生研究所などがある．衛生行政のうち学校保健行政は文部科学省と都道府県・市町村教育委員会で，地域保健行政は厚生労働省と都道府県・市町村で行う．労働安全衛生行政はすべて厚生労働省が直轄して行う（労働基準監督署は国の機関）．

国際組織：衛生行政は各国個別ではなく世界的規模で国家間の協力が必要であり，国際連合の専門機関に WHO（世界保健機関）がある．

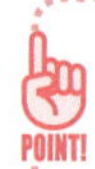

厚生労働省：衛生行政に関係の深い部局は，医政局，健康局，医薬・生活衛生局，雇用環境・均等局・子ども家庭局，老健局などである．地方には 8 地方厚生局（支局）と 47 都道府県労働局がある．

都道府県：保健予防・医務・薬務・環境衛生・食品衛生などの業務とともに，福祉も含めて多くで衛生福祉行政として行っている．多くの保健所は都道府県の地域機関でそのほか衛生研究所などをもつ．

保健所：地域保健の広域的・専門的・技術的な拠点で，①感染症・難病などの専門的な対人保健サービス，②食品衛生・医療監視などの対物保健サービス，③保健医療計画・市町村間の事業指導・市町村への技術的助言などの管理的業務を行う．都道府県（ほぼ二次医療圏単位）と政令指定都市，中核市，地域保健法施行令で定める人口20万以上の市と東京都23区が設置する．

市町村保健センター：地域住民に対する健康教育・健康診査・保健指導・予防処置などの一般的な対人保健サービスを行い，保健所を設置する市も含めすべての市町村に設置する．

発展知識

保健所の所長・職員：所長は地域保健に精通する医師がなる．職員は医師・歯科医師・保健師・歯科衛生士など，地域保健法で必要な職種を定めている．

国と都道府県・市区町村の関係：それぞれは独立した組織で上下的関係にはない．一方，労働安全衛生は違反に伴う罰則が伴うので，地域による判断の違いを回避するため厚生労働省ですべて行い，同省の地方機関として都道府県労働局と労働基準監督署がある．

練習問題

問1　保健所の業務はどれか．　〔2010-午後24〕

a 労働災害の認定　b 要介護者の認定
c 医療機関の監視　d 特定健康診査の実施

解答　c

問2　［　　］に入るのはどれか．　〔2017-午後28〕

日本国憲法第25条では「国はすべての生活部面について，社会福祉，社会保障及び［　　］の向上及び増進に努めなければならない」と定めている．

a 教育水準　b 国民所得
c 公衆衛生　d 勤労意欲

解答　c

歯科衛生士法

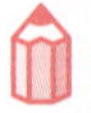

必須知識

[歯科衛生士法]

歯科衛生士の身分を定めた法律で，歯科衛生士の定義（業務），免許取得の条件（欠格事由），免許の取消し・業務停止，秘密を守る義務，名称使用制限，歯科医療行為の禁止，また，国家試験に関連する事務などについて定めている．

[歯科衛生士の業務]

①歯科疾患の予防処置，②歯科診療の補助，③歯科保健指導であり，それぞれについて違いがある（POINT ！参照）．一部業務には業務独占があり，業務に関して秘密を守る義務も課せられている．友人との会話でも患者を特定する発言には注意．

[歯科衛生士の資格]

歯科衛生士国家試験に合格し，厚生労働大臣に歯科衛生士免許の申請を行い，歯科衛生士名簿に登録されなければならない（免許登録年月日から業務が可能）．歯科衛生士の名称は免許取得者のみが使える（名称独占）．

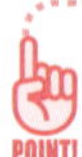

歯科予防処置：歯科医師の指導で行う，う蝕・歯周疾患予防のための処置で，歯科衛生士のみにできる業務独占である．歯科医師・歯科衛生士以外が行うと罰則が科せられる．

歯科診療の補助：主治の歯科医師の指示で危険性がなく定型的な歯科診療の一部を補助として行う．抜歯・印象採得・冠の装着などは補助行為にあてはまらない．歯科衛生士と看護師，准看護師の業務独占である．臨時応急の手当ては歯科医師の指示がなくてもできる．なお，患者に直接接しない消毒滅菌や石膏の練和などは診療の介助行為であり，行うのに免許などの資格は必要でない．

歯科保健指導：歯科衛生士の名称を用いた歯科保健指導で，通常誰が行ってもよいが歯科衛生士の名称を用いてはならない．

発展知識

歯科衛生士身分取得の要件：歯科衛生士国家試験に合格する積極的要件と，ある場合には個別に判断して定める消極的要件とがある．後者は，罰金以上の刑を受けた者，歯科衛生士の業務に関連した犯罪・不正行為のある者，心身の障害で業務を適切に行えない者，麻薬・あへん・大麻の中毒者で，個々人の状況を判断して資格取得の可否を判断している．

歯科衛生士業務記録：業務を行ったときでは，患者の氏名・年齢・性，実施部位，業務内容などを業務記録に記し3年間保存する．

歯科衛生士業務従事者届：西暦末尾偶数年（2年ごととなる年）の12月31日現在業務に従事している歯科衛生士は，翌年1月15日までに就業地の都道府県知事に届け出る．届出事項は，氏名，性，年齢，住所，歯科衛生士名簿登録番号・登録年月日，業務に従事する場所である．

「業」とは：反復継続して行う意思のある行為で，利益や報酬を得るかどうかは関係ない．業務独占を定める職種では，無資格者が「業」として行うことは違反となる．

練習問題

問1　歯科衛生士の業務として正しいのはどれか．　〔2018-午前28〕

a 義歯調整　　b 小窩裂溝填塞
c ブラケットの装着　　d フッ化物洗口剤の処方

解答　b

問2　歯科衛生士法施行規則に基づく業務従事者届出事項はどれか．2つ選べ．〔2019-午前29〕

a 年　齢　　b 本　籍
c 業務従事施設の管理者　　d 歯科衛生士名簿の登録番号

解答　a,d

問3　歯科衛生士法で正しいのはどれか．2つ選べ．　〔2019-午後31〕

a 歯科予防処置は歯科衛生士の業務独占である．
b 業務に従事する歯科衛生士は2年毎に届け出る．
c 歯科衛生士業務は歯科衛生士国家試験合格日から行える．
d 歯科衛生士名簿の登録事項に業務従事先の名称が登録される．

解答　a,b

医療従事者の身分法

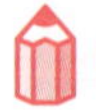

必須知識

患者を中心に異なる職種の医療スタッフが専門職として対等の立場で協力し，専門能力を補完していくチーム医療が求められている．歯科診療所では歯科医師，歯科衛生士，歯科技工士がそのチームであり，さらに歯科医療・地域保健と関連する医療従事者には薬剤師，看護師，保健師，診療放射線技師，臨床検査技師，言語聴覚士，理学療法士，作業療法士などとの連携・協働も求められる．これらの医療従事者は，歯科衛生士と同様に法律で身分や業務が定められている．

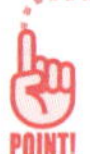

歯科医師（歯科医師法での定め）

任務：厚生労働大臣の歯科医師免許を受けて国民の健康的な生活を確保するため，歯科医療と公衆衛生に従事する．業務独占，名称独占．

業務上の義務：①歯科診療・保健指導を行う義務，②診療録（カルテ）に記載する義務，③診断書・処方せんを交付する義務など．診療所管理者は診療録を5年間保存する．**注**：業務上の秘密保持は歯科医師法ではなく刑法で定められている．

歯科医業（歯科医行為）：歯冠修復・補綴・歯科矯正は歯科医師のみにできる業務で，抜歯など口腔外科の分野は歯科医師とともに医師もできる．業務独占，名称独占が定められている．

歯科技工士（歯科技工士法での定め）

歯科技工とは：歯科医療のため特定の患者に補綴物・充填物・矯正装置を作成・加工・修理すること．歯科技工所では歯科医師の歯科技工指示書にもとづいて行い，指示書は2年間保存する．

身分：厚生労働大臣の免許を受けて歯科技工を行う．歯科技工は，歯科技工士・歯科医師の業務独占である．名称独占は定められていない．

歯科に関係する医療関係職種

昨今では「からだの健康は歯と歯ぐきから」ともいわれ，生活習慣や全身の疾病を理解したうえでの地域活動や歯科医療が求められている．さまざまな医療関係者とともにチームで活動・医療を進める必要がある．

法律	職種	業務内容	業務独占
薬剤師法	薬剤師	処方せんに基づく調剤・情報提供など	あり
保健師助産師看護師法	保健師	保健師の名称で保健指導	なし
	看護師	傷病者・じょく婦に対する療養上の世話・診療の補助	あり
診療放射線技師法	診療放射線技師	放射線を人体に照射	あり
臨床検査技師等に関する法律	臨床検査技師	検体検査，生理学的検査，採血	なし
言語聴覚士法	言語聴覚士	言語・聴覚機能障害者に発声機能訓練	なし
理学療法士及び作業療法士法	理学療法士	身体障害者に運動療法・物理療法	なし
	作業療法士	身体・精神障害者に日常生活訓練など	なし

発展知識

診療録：歯科医師は診療後すみやかに，部位・傷病名・治療・処置・指導の内容など診療内容を診療録に記す．

処方せん：処方せんには，患者氏名・年齢，薬名・分量・用法・用量，発行年月日・使用期間，発行医療機関の名称・所在地または医師・歯科医師の住所，記名押印または署名が必要である．保険医療での処方せんの有効期限は発行日を含め 4 日間である．

歯科技工指示書：患者氏名，設計，作成方法，使用材料，発行年月日，発行歯科医師の氏名および医療機関の所在地，歯科技工を行う歯科技工所の名称・所在地を記す．歯科技工指示書は，歯科技工を行った施設の管理者が歯科技工終了した日から 2 年間保存する．

看護師の歯科診療の補助：看護師，准看護師は，医療の補助だけでなく歯科医療の補助も歯科診療の補助として認められる．したがって，歯科診療の補助は前記 3 者の業務独占である．

放射線を人体に照射：医師，歯科医師，診療放射線技師の業務独占である．したがって，歯科衛生士は照射（撮影）することができない．ただし，照射時のフイルムの準備，患者に対するフイルムの固定の指導などは歯科診療の補助として認められる．

練習問題

問 1 歯科技工士の業務はどれか．2 つ選べ． 〔2014-午後 28〕

a 咬合採得　　b 義歯の修理

c 矯正装置の作成　　d 義歯取扱いの指導

解答 b,c

問 2 5 年間の保管が規定されているのはどれか．2 つ選べ． 〔2017-午前 94〕

a 診療録　　b 歯科技工指示書

c 産業廃棄物管理票　　d 歯科衛生士業務記録

解答 a,c

問 3 職業上の守秘義務を規定しているのはどれか．2 つ選べ． 〔2021-午後 28〕

a 医師法　　b 歯科医師法

c 歯科衛生士法　　d 歯科技工士法

解答 c,d

問 4 処方せん交付義務を規定しているのはどれか．1 つ選べ． 〔2021-午前 28〕

a 薬剤師法　　b 健康保険法　　c 歯科医師法

d 医薬品，医療機器等の品質，有効性及び安全性の確保に関する法律〈薬機法〉

解答 c

問 5 歯科診療所で患者に交付されるのはどれか．2 つ選べ． 〔2018-午前 29〕

a 診断書　　b 処方せん

c 業務記録　　d 技工指示書

解答 a,b

医療法　医薬品，医療機器等の品質，有効性及び安全性の確保に関する法律

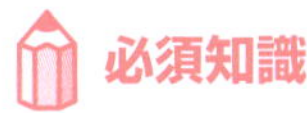

[医療法]

医療の進歩にともない国民に良質な医療を提供するため，個々の医療機関の在り方とともに地域の医療供給体制について定めている．その内容は，患者と医療関係者の関係（医療提供の理念），医療機関の定義・開設廃止・管理者，標榜できる診療科名・広告，医療計画・医療圏・基準病床数などである．

[医薬品，医療機器等の品質，有効性及び安全性の確保に関する法律（通称：医薬品医療機器等法）]

医薬品・医療機器等の品質を一定に保ち安全性・有効性の確保を目的とし，医薬品・医療機器などの定義，臨床試験の実施基準，製造販売，副作用の報告などについて定めている．

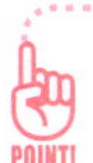

2つの法律にある用語を理解しよう

病院：病床を20床以上もつ医業・歯科医業を行う施設．①一般病院，②精神病院，③結核病院，④がん・循環器などの高度医療を行う特定機能病院，⑤救急医療・地域医療従事者の研修などを行う地域医療支援病院．

診療所：病床を持たないあるいは19床以下の医業・歯科医業を行う施設．歯科診療所も含む．往診・訪問看護を行う在宅療養支援診療所もある．

歯科診療所の標榜科名：①歯科，②矯正歯科，③小児歯科，④歯科口腔外科．標榜するために専門医など歯科医師の資格は定められていない．

歯科診療所の開設と管理：臨床研修修了歯科医師が開設するときは，開設後10日以内に届け出る．管理は専任の臨床研修修了歯科医師が行う．

歯科診療所の安全管理体制：安全を確保するための指針を策定し研修を実施するなど，院内感染防止，医療機器の保守点検などの体制が義務である．

医薬品：日本薬局方に収められ，身体の機能などに影響する疾病の診断・治療・予防に使用する，①医師などの処方による医療用医薬品，②処

方せんなしで購入できる市販の一般医薬品がある．

後発医薬品（ジェネリック医薬品）：新薬の独占的販売期間が終了したあとに，新薬と同じ有効成分で効能・用法が同一の医薬品．研究開発費用がかからないので安価となる．

医薬部外品：不快感・口臭・育毛などに効果が認められ，人体に緩和なもの．**薬用歯磨剤はこの分類に入る**．

化粧品：身体を清潔にして皮膚に潤いをもたせるなどの目的で用いる，薬用成分の入らない歯磨剤，口紅，シャンプーなど．

薬局：薬剤師が処方せんにもとづいて医療用医薬品を調剤・服薬指導し，また一般用医薬品等を販売する場所．開設には都道府県知事の許可．

毒薬・劇薬の表示：毒薬はラベルに黒地に白枠，白字で薬品名と『毒』を表示．劇薬はラベルに白地に赤枠，赤字で薬品名と『劇』を表示．

発展知識

医療計画：都道府県の実情に応じて地域の医療提供体制を整備するため，厚生労働大臣が定める医療提供体制の確保に関する基本方針に沿って定める．記載項目は，①5疾病（がん・脳卒中・急性心筋梗塞・糖尿病・精神疾患）・5事業（救急・災害・へき地・周産期・小児の医療）の目標・連携体制など，②在宅医療の確保，③医療従事者の確保，④医療安全の確保，⑤地域医療支援病院などの整備目標，⑥医療圏の設定，⑦基準病床数である．

練習問題

問1　医療法を根拠とするのはどれか．2つ選べ．　〔2014-午前29〕

a 院内感染対策の実施　　b 医薬品の副作用報告
c 歯科診療所の広告制限　　d 保険医療機関の指定申請

解答　a,c

問2　日本薬局方を公示するのはどれか．　〔2016-午後15〕

a 厚生労働省　　b 日本保険薬局協会
c 食品医薬品安全センター　　d 医薬品医療機器総合機構

解答　a

地域保健法，健康増進法，歯科口腔保健の推進に関する法律

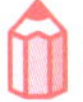

必須知識

[地域保健法]

地域住民の健康の保持増進のため，地域で地域保健を総合的に推進するため，基本指針，保健所の設置・業務・職員，市町村保健センターなどを定める．

[健康増進法]

国民の健康増進を総合的に推進するため，基本方針（健康日本 21），国・国民等の責務，国民健康・栄養調査，食事摂取基準，健康増進事業，受動喫煙の防止などを定める．この法律は，以前の栄養改善法が名称を変更したため，同法で定められていた栄養改善に関する内容がこの法律に入れられている．

[歯科口腔保健の推進に関する法律]

国民が健康で質の高い生活を営むには口腔の健康が重要なため，国・歯科医療業務従事者などの責務，歯科口腔保健の普及啓発，定期歯科検診の受診奨励，歯科疾患予防処置，口腔保健支援センターなどを定める．

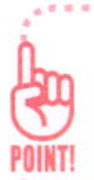

地域保健法：保健所と市町村保健センターの業務（p.127 参照）．

健康増進法による健康日本 21（第二次）の方向性と目標：①健康寿命の延伸・健康格差の縮小，②生活習慣病の発症予防・重症化予防の徹底（NCD 非感染性疾患の予防）③社会生活を営むために必要な機能の維持・向上，④健康を支え守るための社会環境の整備，⑤栄養・食生活，身体活動・運動，休養，飲酒，喫煙，歯・口腔の健康に関する生活習慣・社会環境の改善があげられ，それぞれの目標値を示している．

健康増進法による市町村の健康増進事業：①健康手帳の交付，②健康教育（集団＝歯周疾患を含む・個人），③健康相談，④機能訓練，⑤訪問指導．また，同事業の検診には①歯周病検診，②骨粗鬆症検診，③肝炎ウイルス検診，④がん検診（子宮・乳・胃・肺・大腸）がある．

注）高齢者の医療の確保に関する法律による特定健康診査・特定保健指導

との違い（実施主体・対象者・健診項目）を理解する.

国民健康・栄養調査：厚生労働大臣が国民の健康増進のための基礎資料を得るため，毎年無作為抽出した満 1 歳以上を対象に① BMI・血圧などの身体状況，野菜や食塩の摂取量・朝食の欠食などの栄養摂取状況，②運動・喫煙・睡眠などの生活習慣，歯科検診受診状況などを調査している.

受動喫煙の防止：健康増進法で学校・病院・劇場など多数の者が利用する施設の管理者・利用者に必要な措置を行うよう求めている.

歯科口腔保健の推進に関する法律での目標値：健康増進法の健康日本21（第二次）での目標値とほぼ同じ項目である p.122 に示す.

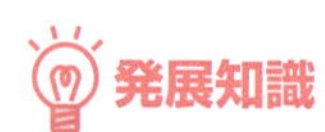

発展知識

法律に示す国・国民などの責務：健康増進法では，国民の責務，国及び地方公共団体の責務，健康増進事業実施者の責務を法律の条文に入れている．歯科口腔保健の推進に関する法律では，国及び地方教協団体の責務，歯科医師・歯科衛生士・歯科技工士など歯科医療等業務従事者の責務，健康保持増進事業者の責務，国民の責務を入れている．このことは，国や地方公共団体（公助）だけでなく，住民（自助）が自覚してまた関係団体（共助）が積極的に法律の目的をはかること，を求めている.

健康増進事業実施者：健康増進法で健康増進を積極的に推進する事業者として，市町村，医療保険の保険者，学校保健安全法・労働安全衛生法による事業者などをさす．健康増進法による健康増進事業の実施者は市町村，高齢者の医療の確保に関する法律による特定健康診査・特定保健指導の実施者は医療保険者である.

練習問題

問 1　健康増進法に規定されているのはどれか．2 つ選べ.　〔2015- 午前 29〕

a 食中毒の予防　　b 受動喫煙の防止
c 国民健康・栄養調査の実施　　d 市町村保健センターの設置

解答　b,c

問題 2　国民が生涯にわたって日常生活において歯科疾患の予防に向けた取り組みを行うことを主な目的とする法律はどれか. 〔2016- 午後 28〕

a 地域保健法　　b 歯科医師法
c 健康増進法　　d 歯科口腔保健の推進に関する法律

解答　d

問題 3　市町村が行う歯周疾患検診の根拠となる法律はどれか. 〔2017- 午前 23〕

a 地域保健法　　b 健康増進法
c 歯科口腔保健の推進に関する法律　　d 高齢者の医療の確保に関する法律

解答　b

問 4　健康増進法に基づいて市町村が実施するのはどれか. 2 つ選べ. 〔2018- 午後 22〕

a 健康教育　　b 日常生活支援
c 生活機能評価　　d 健康手帳の交付

解答　a,d

母子保健法，学校保健安全法，労働安全衛生法，高齢者の医療の確保に関する法律

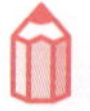

必須知識

[母子保健法]

母性・乳幼児の健康の保持増進を目的として，母性の尊重，母性・保護者の努力，妊産婦・乳児などの用語の定義，健康診査，妊娠の届出，母子健康手帳の交付などを定める．

[学校保健安全法]

学校での児童生徒などと教職員の健康の保持増進を目的として，学校設置者の責務，学校保健計画，学校環境衛生，保健室，健康診断，学校保健技師，学校医・学校歯科医・学校薬剤師などを定める．

[労働安全衛生法]

労働災害を防止し労働者の健康を管理する責任体制を明確にし，事業者の責務，安全衛生管理者，産業医，衛生委員会，健康診断，健康保持増進のための指針などを定める．労働者の健康保持は事業者の責任で行う．

[高齢者の医療の確保に関する法律]

高齢者の医療費の増大を防ぎ医療が適切に行われるように，国・地方公共団体・保険者・医療担い手の責務，特定健康診査・特定保健指導，後期高齢者医療などを定める．

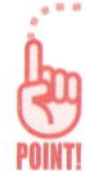

妊娠の届出：妊娠した者はすみやかに市区町村長に届け出る．診断書等は不要．

母子健康手帳：市区町村は妊娠の届出にもとづいて母子健康手帳を交付する．妊産婦・乳幼児（小学校入学前まで）の健康記録簿で，保護者と行政・医療機関それぞれの記録欄があり，家庭で保護者が保管する．保護者が保管するため，異なる市町村に移転しても以前の記録がわかり使用できる．

妊産婦健康診査・乳幼児健康診査：市区町村が実施，市区町村により実施時期（回数）が異なる．

1歳6か月児健康診査：1歳6か月～2歳未満の期間に市町村が必ず実施，発育状況・栄養状態・疾病異常などを行い歯科も含む．

3歳児健康診査：3歳～4歳未満の期間に市町村が必ず実施，1歳6か月児と同様で歯科も含む．

学校保健の分野：①保健教育（保健学習・保健指導）
②保健管理（心身と生活の管理・環境管理）．
注）保健教育は学校教育法，保健管理は学校保健安全法で定めている．

学校での健康診断：①就学時健康診断（市町村教育委員会が小学校入学予定者を対象），②定期健康診断（学校が児童生徒などと教職員を対象），③臨時健康診断がある．

保健管理の責任者は学校長．保健管理を行う非常勤職員は①学校医，②学校歯科医，③学校薬剤師．

労働衛生の3管理：①作業管理（作業姿勢など），②作業環境管理（作業の物理的・化学的・生物的因子），③健康管理（健康診断など）．
労働者の健康診断：①一般健康診断（全労働者に定期・雇い入れ時に行う．特定業務従事者・海外派遣労働者・給食従業員には個々に定める），②特殊健康診断（有害業務従事者）．
注）労働者の業務上・通勤中の事故やけがの治療は，労働者災害補償保険により行う．

健康保持増進対策（THP）：労働者の心とからだの健康づくり運動として健康測定・健康づくりでの全般的指導にもとづいて，必要に応じて①運動指導，②保健指導，③メンタルヘルスケア，④栄養指導を行う．事業者に実施義務はない．

後期高齢者医療制度：75歳以上（65歳以上の一定障害者を含む）の高齢者に対する医療で職域保険・地域保険とは別の制度で，都道府県単位に全市町村が加入する後期高齢者医療広域連合が保険者である（p.188参照）．

特定健康診査・特定保健指導：メタボリックシンドロームに着目し，医療保険者が40～74歳の被保険者・被扶養者に対して行うよう義務づけた．

発展知識

母子保健法による定義：①妊産婦（妊娠中または出産後 1 年以内の女子），②乳児（1 歳に満たない者），③幼児（満 1 歳から小学校入学の始期に達するまでの者），④新生児（生後 28 日を経過しない乳児）など（p. 133 参照）.

学校歯科医の職務：①学校保健計画・学校安全計画の立案に関与，②歯科健康相談を担当，③保健指導を行う，④歯科健康診断を行う，⑤う歯などの予防処置を行う，⑥保健管理での専門的指導.

労働安全衛生法での労働衛生管理体制：①総括安全衛生管理者，②衛生管理者，③産業医を置き，④衛生委員会などを設ける.

練習問題

問 1　母子保健法で歯科健康診査の実施が義務づけられているのはどれか.

〔2015- 午前 27〕

a 妊婦健康診査　　b 乳児健康診査
c 3 歳児健康診査　　d 就学時健康診断

解答　c

問 2　就学時健康診査を定めている法律はどれか.　〔2017- 午前 30〕

a 学校教育法　　b 教育基本法
c 児童福祉法　　d 学校保健安全法

解答　d

問 3　定期的に歯科検診を受けることを勧奨しているのはどれか.　〔2019- 午後 30〕

a 健康増進法　　b 健康保険法
c 歯科口腔保健の推進に関する法律　　d 高齢者の医療の確保に関する法律

解答　c

医療に関する統計（医療の現状）

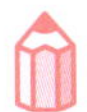

必須知識

[医療施設]

施設数・病床数，診療標榜科目，医療従事者数などについては３年ごとに行う医療施設静態調査で，施設の開設・廃止数などについては毎年行う医療施設動態調査から把握できる．

[医療従事者]

先の医療施設調査から医療施設に勤務する医師・歯科医師・看護師・歯科衛生士などが把握できる．無職の者も含めた医師・歯科医師・薬剤師数や業務の種類などは２年ごとに行う医師・歯科医師・薬剤師調査から，業務に従事する歯科衛生士・看護師・保健師など医療関係者数・業務の内容などは２年ごとに行う**衛生行政報告例**から把握できる．

[国民の受療状況]

医療機関を受診する患者の病院・診療所別，診療科目別の受診率などは３年ごとに行う患者調査から把握できる．症状別の有訴（自覚症状がある）者率や通院者率は３年ごとに行う国民生活基礎調査（健康）から把握できる．う蝕・歯周疾患などは，５年（以前は６年）ごとに行う歯科疾患実態調査から把握できる．児童生徒の定期健康診断結果は毎年行う学校保健統計調査から把握できる．

[国民医療費]

疾病治療に支払った病院・診療所・薬局の医療費は毎年行う国民医療費から把握できる．

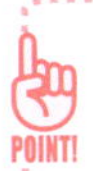

統計に関する国家試験問題の傾向：大きく２つの傾向がある．①最近のある年の状況について尋ねる，②近年 10 ～ 15 年の推移を尋ねる．①では対象となる事象の特徴をつかんでおく，②では複数の事象の推移が増加傾向か減少傾向かをつかんでおく．

医療施設の推移：病院数は 8,000 台で減少傾向，一般診療所数は 10 万台，歯科診療所数は６万台でともに増加傾向．歯科診療所では，ほとんどが無床，標榜科目は歯科98%・小児歯科62%・歯科口腔外科と矯正歯科35%，1施設当たり従事者数は歯科医師と歯科衛生士約1.5人・歯科技工士0.2人・業務補助者などを加え全体で約5人．

医療従事者数の推移：医師（総数約32万人）・歯科医師（約10万人）・薬剤師（約31万人）でいずれも増加傾向．歯科医師では半数以上が歯科診療所の開設者．業務従事歯科衛生士数は約13万人で歯科医師より多く増加傾向，就業場所は診療所が91%，病院5%．就業歯科技工士数は約34,000人で横ばい状況，就業場所は歯科技工所が73%．

医療施設受診患者数の推移：1日の推計患者総数は800万人台（外来がこの85%）で横ばい状況，このうち歯科診療所外来は130万人．受療率（人口10万対）は入院約1,000，外来約5,700．

国民医療費の推移：総額は43兆円台に達し増加傾向，このうち歯科診療医療費は3兆円弱（全体の7%弱）．薬局調剤医療費は約8兆円弱（全体の20%弱）で増加が著しい．1人当たり国民医療費は総額34万円台，歯科2万円台，薬局7万円台．

発展知識

歯科疾患実態調査：最新調査は2016年で前回の5年後である，今後は5年間隔で行う．前回の結果と比較すると，①80歳で20本所有者ははじめて50%を超えた．②乳歯ではdf歯所有者・dftともに年齢により増減がある．③DMF歯所有者・DMFTは35歳未満では減少した．④20歯以上所有者は55歳以上で増加した．⑤4mm以上のポケットをもつ者は15歳以上いずれも増加した（p.79参照）．

死因：総数では，悪性新生物，心疾患，老衰，脳血管疾患，肺炎の順である（p.95参照）．悪性新生物の部位は，男性では肺・胃・大腸の順で多く，女性では大腸・肺・乳房・胃の順で乳房の割合が増加している．

練習問題

問 1　歯科医師数，就業歯科衛生士数，就業歯科技工士数および歯科診療所数の推移を図に示す．就業歯科衛生士数はどれか．　〔2018- 午後 30〕

a ①
b ②
c ③
d ④

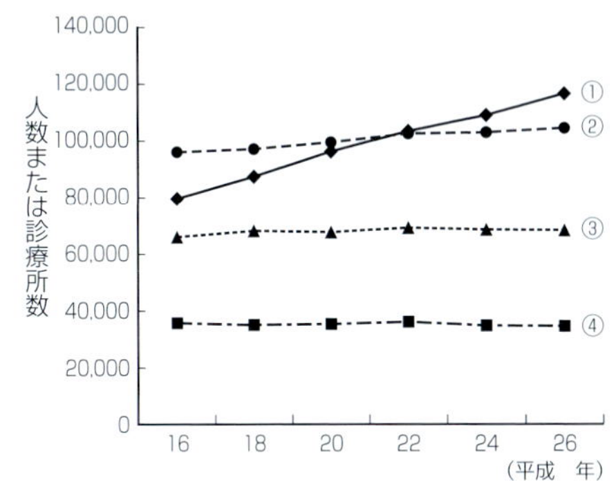

解答　a

問 2　保健医療従事者の就業先別割合のグラフを示す．歯科衛生士はどれか．　〔2019- 午前 30〕

a ①
b ②
c ③
d ④

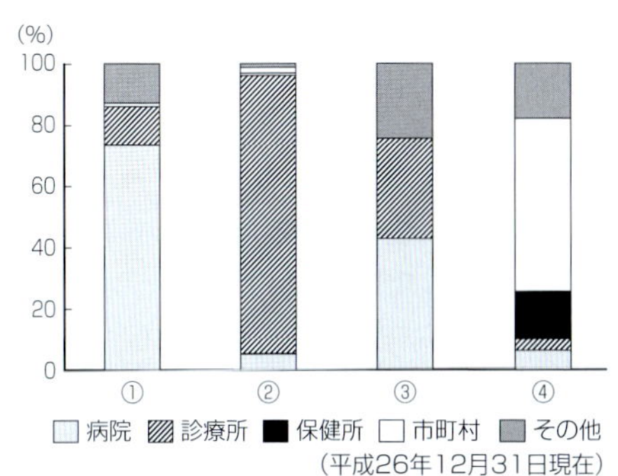

解答　b

社会保障制度

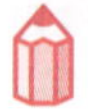

必須知識

[社会保障制度とは]

国民の安心や生活の安定を支えるセーフティネットといわれ，国民生活上の安心・安定を維持するため，憲法第25条を保障する制度である．かつては病気や事故・失業などで生活に困窮した者を対象としたが，現在は国民すべての生涯にわたる生活を対象としている．

[社会保障の分類]

当初からの制度面を中心に，①社会保険，②社会福祉，③公的扶助，④保健医療・公衆衛生とする分類や給付するサービス面から，①現金給付（所得保障），②現物給付（医療などの補償），③社会福祉制度とする分類がある．この具体的な内容は，POINT ！に示す．

[社会保障の機能]

①生活の安定向上をはかる（個人では対応しがたいリスクを社会全体で支える：社会的セーフティネット）．②所得の再分配をはかる（高所得者の所得を税金で徴収し低所得者に分配）．③社会の安定，経済の安定・成長をはかる（社会全体で対応し国民全体の安定をはかる）．

[社会保障の費用]

全体では，国民と事業主が負担する保険料が約50%，国・地方公共団体の税金が約35%，その他約15%．社会福祉は国・地方公共団体からほとんどが，基礎年金・国民健康保険は国と保険料が半々の割合，組合健保・厚生年金は保険料がすべてである．

[社会保障給付費]

国民に給付される金額の制度別割合は，年金約45%，医療約33%，福祉・介護約22%．年々総額が増加し，年金の割合が増加している．国民1人当たりでは約96万円．

[社会保障での問題点]

①人口減少・高齢社会となり人口ピラミッドが変化している．②社会保障の費用増大により安定した財源の確保が必要である．③費用を負担する

世代と給付を受ける世代にかたよりがある.

[社会保障の方向]

家庭内・地域での支えあい機能が低下し雇用が不安定化している今日，すべての世代が安心感と納得感の得られる全世代型の社会保障制度に転換をはかり，社会保障制度を将来にわたり続けていく.

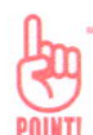

表　社会保障の内容

社会保障の内容	
①社会保険	各種医療保険，介護保険，基礎・厚生年金保険，雇用保険，労働者災害補償保険など.
②社会福祉	児童健全育成・次世代育成支援，障害児・者，高齢者などの福祉サービス.
③公的扶助	最低限度の生活保障と自立のための生活保護（各種扶助）.
④公衆衛生・保健医療	健康づくり，感染症などの予防，母子保健などの地域保健，精神保健などの疾病予防事業.
給付形態	
①現金給付（所得保障）	各種年金，保険制度（傷病手当金，就職促進給付など），生活扶助・教育扶助などの生活保護.
②現物給付（医療などの保障）	医療保険，介護保険，公費医療（生活保護の医療・介護扶助，自立支援医療など）など.

発展知識

社会保障と雇用：労働基準法では労働者保護の立場に立ち，労働時間・賃金などの労働条件を定めており，これを受けて雇用保険法，労働者災害補償保険法で具体的な保険給付が示される．近年は雇用の安定が崩れ新たな問題が起こっている．社会保障で雇用を 1 部門とし，雇用保険制度では失業を予防し職業能力を向上させるなどの雇用改善事業，能力開発事業，雇用福祉事業が図られている．また，育児休暇・介護休暇の制度も定められた.

練習問題

問 1　平成 25 年度の部門別社会保障給付費を構成割合の高い順に示す．正しいのはどれか．　〔2017- 午後 29〕

a 年金＞福祉＞医療　　b 医療＞年金＞福祉
c 年金＞医療＞福祉　　d 医療＞福祉＞年金

解答　c

**問2　わが国の社会保険の分類を図に示す．
①で給付されるのはどれか．１つ選べ．**　〔2020- 午後 30〕

a 年　金
b 予　防
c 療　養
d 休業補償

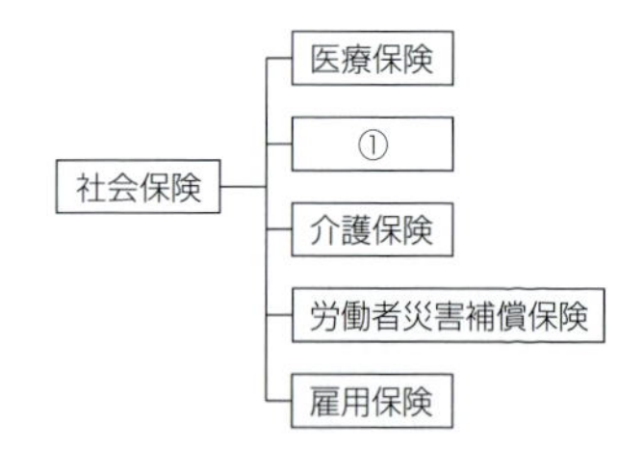

解答　a

問３　我が国の社会保障制度における社会保険と社会福祉の保障内容による分類を表に示す．①はどれか．１つ選べ．　〔2021- 午前 29〕

		社会保険	社会福祉
保障内容	医療	①	
	所得		

a 介護保険　　b 雇用保険
c 国民健康保険　　d 国民年金保険

解答　c

医療保険制度

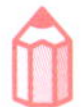

必須知識

[医療保険とは]

国民が傷病の際に必要な医療が受けられる制度で，現物給付と現金給付がある．わが国ではすべての国民を対象とすることから国民皆保険制度とよばれる．その財源は保険料方式である．

[医療保険の種類]

①職域保険（被用者保険）と②地域保険（国民健康保険）に大別され，ほかに高齢者を対象とする後期高齢者医療制度がある（p.188 表参照）．

[医療保険の給付]

①医療給付（現物給付）と②現金給付がある．

医療給付：病気やけがの際に保険医療機関に被保険者証を示して通常の診療処置，入院治療，理学療法・マッサージなどの診療が給付される．在宅医療・訪問看護も給付対象．業務上・通勤中の病気やけがは労働者災害補償保険の対象となる．健康診断・予防処置，美容整形，矯正歯科，正常な分娩は医療保険の対象外．

現金給付：傷病手当金（働けなかった期間の所得保障），出産手当金（産休中の所得保障），埋葬料など．

保険医療機関・保険医：保険医療は指定を受けた病院・診療所などで，保険医の登録をした医師・歯科医師でなければできない（二重指定制）．

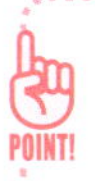

医療保険の種類：被保険者の勤務先によって異なる．大きく①職域保険と②地域保健に区分される．また，75 歳以上の高齢者は別の保険制度である．

医療保険の自己負担：受診時の一部負担金は原則 30%で，小学校入学前まで乳幼児は 20%，70 ～ 74 歳は 20%（但し現役並み所得者は 30%），後期高齢者は 10%（現役並み所得者は 30%）．医療費の自己負担額が著しく高額となった場合は，高額療養費制度により，請求により保険者から払い戻しを受けることができる．

国民医療費：p.181 参照．

医療保険の種類

				保険者	被保険者
職域保険	一　般 被用者	健　康 保　険	全国健康保険 協会管掌	全国健康保険 協会	独自に健康保険組合を設立していない中小企業の被用者
			組合管掌	健康保険組合	健康保険組合を設立した企業等の被用者
	特　定 被用者	船員保険		全国健康保険 協会	船員（船舶に乗り込む者）
		国家公務員 共済組合		各共済組合	国家公務員
		地方公務員等 共済組合			都道府県・市町村などの公務員
		私立学校教職員 共済組合		日本私立学校振 興・共済事業団	私立学校の教職員
地域保険	国民健康保険			市区町村	被用者保険の対象者以外（農業，自営業，医師，建築業などと75歳未満の退職者）
				国民健康保険 組合	
	後期高齢者医療制度			都道府県 後期高齢者 医療広域連合	75歳以上（65～74歳の障害認定を受けた者を含む）

発展知識

保険診療の流れ：①被保険者は保険者に保険料を支払う→②被保険者（患者）は保険証を提示して保健医療機関等で診療（療養の給付）を受け，一部負担金を支払う→③保険医療機関は審査支払機関（支払基金・国保連合会）に診療報酬を請求する→④審査支払機関は審査後医療保険者（協会けんぽ・健保組合など）に診療報酬請求書を送る→⑤審査支払機関は審査して保険医療機関に診療報酬を支払う．

医療保険制度以外での主な医療保障（医療給付）制度：

①	労働者災害補償保険	業務上・通勤中の病気やけがの治療.	費用は使用者が負担.
②	生活保護（医療扶助）	病気やけがの治療. 福祉事務所に医療扶助を申請し医療券を発行.	全額公費負担.
③	自立支援医療	障害者の日常生活及び社会生活を総合的に支援するための法律による更生医療・育成医療・精神通院医療.	負担能力により一部公費負担
④	未熟児養育医療	母子保健法による.	一部公費負担
⑤	新感染症・一類・二類感染症の入院治療	感染症の予防及び感染症の患者に対する医療に関する法律による	新感染症は全額公費

などがある.

練習問題

問 1　健康保険法で正しいのはどれか.　〔2013- 午後 25〕

a 地域保険である.　b 保険者は都道府県である.
c 事業主は保険料を負担する.　d 業務上の疾病治療に適用される.

解答　c

問 2　我が国の社会保険において現物給付を主としているのはどれか. 2 つ選べ.
〔2015- 午前 30〕

a 年金保険　b 医療保険
c 雇用保険　d 介護保険

解答　b,d

問 3　すべての年代が給付対象となるのはどれか.　〔2018- 午前 30〕

a 介護保険　b 医療保険
c 雇用保険　d 労働者災害補償保険

解答　b

介護保険制度

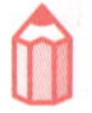

必須知識

[介護保険とは]

日常生活を自立して行うことができない高齢者の介護を，社会保険方式で支え自立を支援する制度である．保険者は市町村，被保険者は40歳以上のすべての国民である．給付対象者は，65歳以上では要介護者・要支援者で，60歳から65歳未満では特定の疾病による要介護者・要支援者である．保険料は，65歳以上は所得に応じて年金から天引きなどで市町村が徴収し，40歳以上65歳未満では医療保険者が医療保険料とともに徴収する．介護給付の内容はPOINT！に示す．

[受給までの流れ]

①本人・代理者が市町村に要介護認定の申請を出す→②市町村は訪問調査を行い，主治医に意見書の提出を求める→③一定の基準による一次判定，介護認定審査会での二次判定を行う→④非該当・要支援（1・2）・要介護（1～5）に区分して認定する→⑤介護支援専門員などが利用者の生活状況を把握して必要な介護サービス計画（ケアプラン）を作成する→⑥利用者に説明・同意を得てサービスを実行する→⑦一定期間後，サービス計画の内容を再評価する．

POINT!

要介護者に対する介護給付，要支援者に対する予防給付の主な内容：

①	訪問サービス	訪問介護（入浴・食事・洗濯など），訪問入浴介護（入浴），訪問看護（体位変換・療養上の世話など），訪問リハビリテーション（リハビリ），居宅療養管理指導（診療・服薬指導など）．
②	通所サービス（デイサービスセンターなど）	通所介護，通所リハビリテーション
③	短期入所サービス（ショートステイ）	生活介護（介護者の病気などで一時的に入所），療養介護（医療上問題がある者が一時的に入所）．
④	施設サービス	日常生活の世話，機能訓練など（介護老人福祉施設（特別介護老人ホーム），介護老人保健施設）．

⑤	地域密着型サービス	住み慣れた地域での生活を維持するため，日常生活圏内にサービスの拠点をおき提供する．小規模多機能型居宅介護，夜間対応型訪問介護，認知症対応型通所介護，認知症対応型共同生活介護（グループホーム）など．
⑥	その他の給付	福祉用具の貸与・販売，住宅改修など．

要支援，要介護状態の区分：

①	要支援 1	生活機能の一部がわずかに低下，サービスにより改善可能．
②	要支援 2	生活機能の一部が低下，サービスにより改善可能．
③	要介護 1	身の回りの世話に手助けが必要，歩行などに支えが必要．
④	要介護 2	身の回りの世話全般に手助けが必要，食事などで介助が必要．
⑤	要介護 3	立ち上がりが一人でできない，食事など全般的な介助が必要．
⑥	要介護 4	生活機能がかなり低下，全面的な介助が必要，問題行動がある．
⑦	要介護 5	生活機能が著しく低下，全面的介助が必要，多くの問題行動である．

地域支援事業：要支援・要介護状態を予防し自立した日常生活を送れるように，全市町村で必須の事業として総合事業と包括的支援事業がある．通所型介護予防には，運動機能の向上，栄養改善，口腔機能向上などの教室がある．

地域包括支援センター：市町村や市町村から委託を受けた法人が運営する，①総合相談支援，②虐待の早期発見・防止，③ケアマネジメント支援，④介護予防ケアマネジメントの機能を持つ拠点である．地域住民が最初に相談する場で，保健師，主任介護支援相談員（ケアマネージャー），社会福祉士が配置されている．

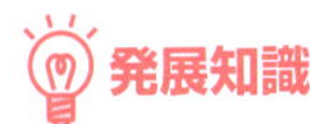

発展知識

地域包括ケアシステム：日常生活圏域（おおむね中学校区を単位）で医療・介護・福祉を含めたさまざまな生活支援サービスが提供できるような体制で，①医療との連携強化，②介護サービスの充実強化，③予防の推進，④多様な生活支援サービスの確保，⑤バリアフリーの住まいの整備の５つの視点で取り組む．

練習問題

問 1 歯科衛生士が行う居宅療養管理指導で正しいのはどれか．2 つ選べ．

〔2018-午後 87〕

a 医療保険で実施する．
b 居宅サービス計画に基づいて実施する．
c 通院可能な患者も利用することができる．
d 摂食嚥下機能に関する実地指導を行うことができる．

解答 b,d

問 2 要介護者にリハビリテーション等を提供し，在宅復帰を目指す施設はどれか．1 つ選べ．

〔2021-午後 29〕

a 介護医療院
b 介護老人福祉施設
c 介護老人保健施設
d 介護療養型医療施設

解答 c

問 3 介護予防ケアマネジメントを基本機能にもつのはどれか．1 つ選べ．

〔2021-午後 30〕

a 老人福祉センター
b 市町村保健センター
c 口腔保健支援センター
d 地域包括支援センター

解答 d

年金保険制度

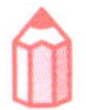

必須知識

[年金保険とは]

高齢・障害などによる本人と遺族の生活を保障するための国民年金制度で，原則として20歳以上すべての国民が加入し，一定の保険料を納めることで国民年金（基礎年金）が支給される．会社員・公務員などには保険料を納めることでさらに厚生年金などが支給される．

[被保険者]

① 20歳以上60歳未満の日本国内に住所をもつ者で自営業・学生など（第1号被保険者），②厚生年金保険の被保険者と共済組合の組合員（第2号被保険者），③ 20歳以上60歳未満の②の被扶養配偶者（第3号被保険者）．外国に居住する日本国民は任意加入．①では基礎年金のみが，②③では基礎年金と厚生年金などが給付される．

[保険料]

基礎年金は定額制で20歳以上60歳未満の者が納める．

注）医療保険と介護保険では60歳以上も保険料を支払う．

①では被保険者が保険者に直接納入し，②③では厚生年金などとともに本人の所得に応じて本人と使用者が納入する．基礎年金の給付には国庫負担金がある．

給付：基礎年金・厚生年金ともに，①老齢給付，②障害給付，③遺族給付がある．

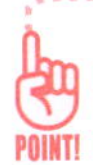

年金制度の体系：①自営業など：基礎年金，②会社員・公務員など：基礎年金＋厚生年金，③会社員・公務員などの配偶者：基礎年金，被保険者死亡時には＋遺族給付

老齢給付：全国民を対象とする基礎年金は，10年以上保険料を納付した場合に65歳から支給される．支給年齢を繰り下げ・繰り上げすることができる．厚生年金も同様である．

障害給付：被保険者期間中に障害等級に該当する傷病で傷病認定日から

支給される．20 歳以前の傷病では 20 歳に達した日から支給される．厚生年金も同様である．

発展知識

年金保険は所得保障に属する．所得保障には，このほか以下のようなものがある．

①**医療保険**：傷病手当金，出産手当金，出産育児一時金，埋葬料など．

②**雇用保険**：生活と求職活動を援助する求職者給付，育児休業給付，介護休業給付など．

③**労働者災害補償保険**：障害年金，遺族年金など．

④**生活保護**：生活扶助，教育扶助，住宅扶助，出産扶助，生業扶助．

練習問題

問 1　所得の保障を主な目的としているのはどれか．2 つ選べ．　〔2011 - 午後 29〕

a 医療保険　　b 介護保険

c 年金保険　　d 雇用保険

解答　c,d

社会福祉制度

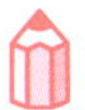

必須知識

[社会福祉制度とは]

日常生活でさまざまなハンディキャップをもつ国民が，ハンディキャップを克服して安心して社会生活を営めるようにする公的な支援を行う制度である．かつては生活困窮者や障害者に対する最低限度の保障であったが，現在は広く国民に健やか安心できる生活の保障のため低所得者・不安定雇用者・一人親世帯などをも対象としている．内容は POINT ！に示す．児童福祉法では，児童を 18 歳に達するまでの者と定めている．学校での定義と異なる．

社会福祉制度の内容

項目	内容	法律
児童家庭福祉と次世代育成支援	児童手当，児童自立支援，子育て支援，児童虐待防止，母子・父子家庭生活・就業支援など．	児童福祉法，母子及び父子並びに寡婦福祉法，児童手当法，**児童虐待の防止等に関する法律**，就学前の子どもに関する教育，保育等の総合的な提供の推進に関する法律（通称：**認定こども園法**）など．
障害児者福祉	介護給付，訓練等給付，自立支援医療，地域生活支援など．	障害者基本法，身体障害者福祉法，知的障害者福祉法，障害者の日常生活及び社会生活を総合的に支援するための法律（通称障害者総合支援法）など．
高齢者福祉	居宅福祉サービス，認知症支援対策（新オレンジプラン），高齢者虐待防止，高齢者施設（特別養護老人ホーム，養護老人ホーム，軽費老人ホームなど）．	高齢者福祉法など．
生活保護	p.197 参照．	

発展知識

福祉事務所：①生活保護の決定，②児童への相談・母子生活支援施設入所，③身体・知的障害者への相談・施設入所，④高齢者への相談・施設入所，⑤母子等の家庭への相談などの業務を行う住民に密接する機関．都道府県・市が設ける．地域によっては保健所と合体して保健福祉事務所の名称でよばれる．

児童相談所：児童の発達障害・不登校・虐待・非行などに関する相談や一時保護等の業務を行う機関．都道府県と指定都市が設ける．

社会福祉に従事する職種：社会福祉士，精神保健福祉士，保育士，社会福祉主事，民生委員・児童委員など．

認定こども園：就学前の子どもに関する教育，保育等の総合的な提供の推進に関する法律により，いままでの保育所と幼稚園が一体となって就学前の教育と保育を一貫して提供する施設である．国・自治体・学校法人・社会福祉法人が設置する．

自立支援医療：障害者の日常生活及び社会生活を総合的に支援する法律により，いままで別個の法律で定められていた更生医療，育成医療，精神通院医療が，自立支援医療としてまとめられ自立支援給付のなかに定められた．

練習問題

問１　児童虐待の防止等に関する法律で，虐待を受けたと思われる児童を発見した場合の通告先はどれか．　〔2014-午後 30〕

a 警察署　b 保健所　c 児童館　d 児童相談所

解答　d

問２　障害者総合支援法で定められている自立支援医療で誤っているのはどれか．　〔2016-午後 30〕

a 育成医療　b 更生医療　c 養育医療　d 精神通院医療

解答　c

問３　３歳の女児．保育園の保育士と一緒に３歳児健康診査のため市町村保健センターに来所した．身長 90 cm，体重 8.5 kg であった．また，歯科健康診査ですべての歯にう蝕がみつかった．通告先はどれか．１つ選べ．　〔2020-午後 83〕

a 警察署　b 保育所　c 児童相談所　d 母子生活支援施設

解答　c

生活保護制度

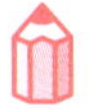

必須知識

[生活保護とは]

自身の資産を含め収入などを活用しても生活が維持できない者に，公的扶助により憲法に定める最低生活を保障し自立を助ける生活保護法に基づく制度で，まず自己の資産などを活用し不足分を保障する**補足性の原理**に基づく．多くが所得保障（現金給付）である．厚生労働省が地域を考慮して定める基準額にもとづいて支給する．

生活保護の種類はPOINT！で，**生活保護の実施原則**は発展知識で示す．保護の申請は福祉事務所に行う．保護を受ける世帯数・人数はこの20年間増加している．保護開始の理由は世帯主の傷病による収入の減少が多い．

POINT!

生活保護の種類

	項目	内容	給付方法
①	生活扶助	食物費・被服費・光熱水費など日常生活上の基本的費用	現金給付
②	教育扶助	義務教育に必要な学用品・給食などの費用	一部は現物給付
③	住宅扶助	家賃・補修などの費用	現金給付
④	医療扶助	医療保険サービスと同じ（p187参照）	**医療（現物）給付**，一部負担金なし
⑤	介護扶助	介護保険サービスと同じ（p190参照）	**介護（現物）給付**，一部負担金なし
⑥	出産扶助	分娩に必要な費用	現金給付
⑦	生業扶助	自立助長のための技能習得・就学支援などの費用高等学校の教育にかかる費用	現金給付
⑧	葬祭扶助	死亡時の仮装・埋葬などの費用	現金給付

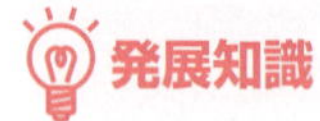

発展知識

生活保護の実施原則

①**申請保護の原則**：保護は要保護者・扶養義務者・同居の親族による申請にもとづく．保護の申請は国民すべての権利で恩恵的なものではない．

②**基準・程度の原則**：保護は厚生労働大臣が定める保護基準にもとづいて，要保護者個々の収入などを差し引いた不足分を補う．

③**必要即応の原則**：保護は要保護者の年齢・健康状態など生活の実情を考慮して，有効適切に行う．

④**世帯単位の原則**：保護は世帯を単位としてその要非・程度を定める．

このように，保護は要保護者の預貯金などの資産や稼働能力，年金などの給付を活用したうえで，不足する部分を補う補足性の原理にもとづいている．このため，保護の申請時には資産などについて調査を行い，保護開始後も資産などの変動についての届出が義務づけられている．

保護の決定と実施の権限は，都道府県知事，市長，福祉事務所を置く町村長にあり，実際は福祉事務所の長に委任されている．

練習問題

問 1　生活保護で正しいのはどれか．2 つ選べ．　〔2009- 午前 52〕

a 都道府県知事が認定する．

b 世帯の収入によって認定する．

c 必要な費用は国が全額負担する．

d 自立の助長が目的の一つである．

解答　b,d

索 引

す

せ

そ

た

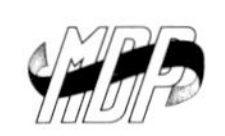

よくデル！
歯科衛生士国試の必須知識 社会歯科

ISBN978-4-263-42256-4

2018年8月25日　第1版第1刷発行
2022年2月20日　第1版第2刷発行

編　集　歯科衛生士国試問題研究会
発行者　白　石　泰　夫
発行所　医歯薬出版株式会社
〒113-8612　東京都文京区本駒込1-7-10
TEL.(03)5395-7638(編集)・7630(販売)
FAX.(03)5395-7639(編集)・7633(販売)
https://www.ishiyaku.co.jp/
郵便振替番号 00190-5-13816

乱丁，落丁の際はお取り替えいたします　　印刷・あづま堂印刷／製本・明光社

https://www.ishiyaku.co.jp/